Fach-
buch
Klett-Cotta

Für Alice

Hermann Lang

Der gehemmte Rebell

Struktur, Psychodynamik und Therapie von Menschen mit Zwangsstörungen

Klett-Cotta

MIX
Papier | Fördert gute Waldnutzung
FSC
www.fsc.org
FSC® C014889

Klett-Cotta
www.klett-cotta.de
J. G. Cotta'sche Buchhandlung Nachfolger GmbH
Rotebühlstraße 77, 70178 Stuttgart
Fragen zur Produktsicherheit: produktsicherheit@klett-cotta.de

Umschlag: Roland Sazinger, Stuttgart
Umschlagabbildung: Elsbeth Bienert, Weikersheim
Gesetzt von Eberl & Koesel Studio, Kempten
Gedruckt und gebunden von Friedrich Pustet GmbH & Co. KG, Regensburg
ISBN 978-3-608-94880-6

Sechste Auflage, 2026

Bibliografische Information der Deutschen Nationalbibliothek
Die Deutsche Nationalbibliothek verzeichnet diese Publikation in der
Deutschen Nationalbibliografie; detaillierte bibliografische Daten
sind im Internet über <http://dnb.d-nb.de> abrufbar.

Inhalt

Einführung

Eine Frau wäscht sich hundertmal am Tage und kann wie Jack Nicholson in »Besser geht's nicht« Türklinken nur noch mit dem Ellbogen berühren. Ein 29-jähriger Patient fürchtet einmal, er könne sich mit Keimen infizieren, und zum anderen, er selbst könne Frauen schwängern, weil Samen an seinen Händen klebe. Mehr und mehr gerät er in einen massiven Waschzwang hinein. Eine 32-jährige Frau wie auch ein 38-jähriger Patient müssen sich beim Autofahren ständig umschauen und auch umkehren, weil sie befürchten, einen Menschen überfahren zu haben. Der 38-Jährige kommt an keinem Lichtschalter vorbei, ohne ihn abwischen zu müssen, da er befürchtet, ein Feuchtigkeitsfilm könnte todbringenden Strom überleiten. Auch müsse er ständig die Wasserhähne im Haus kontrollieren – wären sie nicht dicht, könnte es zu einer Überschwemmung kommen, worin dann Familienangehörige elendig zu Grunde gingen. Die 32-jährige junge Frau muss ständig kontrollieren, ob der Telefonhörer aufliegt, muss sie doch ständig daran denken, der Vater könnte im Sterben liegen und ein Hilferuf käme (obwohl er ganz gesund ist). Eine 52-jährige Patientin ist permanent damit beschäftigt, die Gegenstände des Raumes zu zählen, die Bleistifte auf dem Schreibtisch, die Blätter der Zimmerpflanzen, die Gäste im Restaurant, die Speisen auf der Speisekarte und so weiter. Während des Erstinterviews zählt sie die Aktenordner und Bücher an den Wänden und das jeweils dreimal, da aller guten Dinge drei sind. Hinzu kommt noch ein Wiegezwang (»alles wird gewogen, sogar die Post, die ich bekomme«). Schließlich entwickelt sie ein ausgesprochenes Messie-Syndrom, das so weit geht, dass sie in der eigenen Wohnung nur noch zusammengekrümmt auf einer Couch schlafen, geschweige baden oder kochen kann. Ein ausgesprochener Fotografierzwang kommt noch hinzu. Eine 38-jährige Frau muss unbedingt die Zahl Sieben vermeiden – z. B. beim Lesen eines Buches abdecken –, weil die Wahrnehmung der Zahl Sieben den Tod der Mutter bedeuten könnte. Ein anderer hatte die Zahl Vier zu vermeiden, weil sie mit dem möglichen Tod des Vaters verbunden war – die Familie bestand aus fünf Mitgliedern, die Zahl Vier hätte dessen »Ausschluss« bedeutet. Bei einer anderen, heute über 50-jährigen Patientin setzten bereits im elften Lebensjahr Zwänge dergestalt ein, dass sie über Stunden immer wieder auch kontrollieren musste, ob Haustüren und Fenster abgeschlossen waren. Bei einem 14-jährigen Patienten traten erstmals Zwangsvorstellungen in Form von Zwangsgrübeln nach dem Tod der Großmutter mütterlicherseits auf, könne er doch an deren Tod schuld sein. Parallel dazu setzte ein Waschzwang dergestalt ein, dass er seine Hände so lange waschen musste, bis sie rot und wund waren. Kontrollzwänge hinsichtlich peinlichster Ordnung in seinem Zimmer kamen noch hinzu.

Was diese Patienten, so unterschiedlich ihre Symptome auch sein mögen, gemeinsam haben, ist eine Zwangserkrankung, die quälenden Leidensdruck verursacht und nicht selten die Angst, als verrückt zu gelten, aufkommen lässt und deshalb nach Möglichkeit kaschiert wird. So begleitet die Messie-Patientin ständig die Furcht, sie käme »rüber zum Riecher«. Erst nach genauerem Nachfragen war zu erfahren, dass es sich hier um Prof. Rieger handelt, einen früheren Direktor der psychiatrischen Universitätsklinik, in psychoanalytischen Kreisen übrigens als radikaler Gegner Freuds bekannt. Diese Angst mag zuweilen nicht unbegründet sein, begegnen Zwangssymptome zweifelsohne auch in Schizophrenien und Melancholien. Eigene Kapitel werden auf diese Zusammenhänge zurückkommen.

Andererseits findet sich zwanghaftes Verhalten zweifellos auch beim Gesunden. Alltägliche Abläufe sind autonomisiert, ritualisiert und ersparen auf diese Weise Aufwand an zusätzlicher Energie. Ein zwanghafter Ordnungssinn mag für unser Verlangen (bspw.) nach Ordnung, nach einem festen Tagesablauf, für unser Verlangen nach Garantie, nach Sicherheit, nach richtiger Führung mitverantwortlich sein, »für das Verlangen, Beamter zu werden oder in seinen Kindern Beamte sehen zu wollen« (Israel 1984, S. 111). Bei Kindern, und das schon im Kleinkindalter, begegnet hartnäckiges Insistieren auf bestimmten Gewohnheiten, sei es beim Essen, Waschen, An- und Ausziehen oder was das Schlafritual oder auch viele Spiele angeht. Wehe dem vorlesenden Elternteil, änderte es die Gutenachtgeschichte. Wiederholung in den kleinsten Details ist gefordert, »das Wiederholen stellt offensichtlich einen basalen Lebensvorgang dar, der dem Bewahren, dem Erhalten des einmal in Erscheinung getretenen Lebens dient« (Quint 1988, S. 2). Ein magisches Moment spielt hier quasi »physiologisch« mit. Das tut es natürlich auch beim Aberglauben, der beispielsweise Sportler zu bestimmten Ritualisierungen zwingt. Sehr schön lässt sich dies bei Tennisspielern und -spielerinnen beobachten. So konnte ich bei den letztjährigen French Open bei dem wohl besten Sandplatzspieler der Geschichte, Rafael Nadal, ein neunteiliges Ritual vor dem Aufschlag beobachten. Nadal wischte zunächst mit dem Fuß die

Grundlinie ab, klopfte dann mit dem Schläger an den linken, dann an den rechten Tennisschuh, fasste an den hinteren Teil der Hose, zog danach das Shirt links, dann rechts hoch, berührte die Nase, streifte sich schließlich die Haare links und dann rechts über die Ohren nach hinten. Beim Wechsel vermied er, die Linien zu betreten, auf der Bank trank er zunächst aus einer kleinen, dann aus einer großen Flasche und stellte sie exakt wieder auf die Stelle zurück, wo sie zuvor gestanden hatten. Schließlich noch: »Wer rasiert, verliert«. Also ließ er sich während des ganzen Turniers einen Bart wachsen. Viele andere versuchen die Sportwäsche anzuziehen, worin sie schon einmal gewonnen haben. Was uns hier begegnet, sind sozusagen »physiologische, nicht krankheitswertige Zwangsphänomene«.

Zu den häufigsten Fragen, die in einer Vorlesung über Zwänge gestellt werden, gehört die, ab wann beispielsweise ein Kontrollverhalten als pathologisch zu werten ist. Beispielsweise die Kontrolle, ob das Auto abgeschlossen ist. In einer fremden Straße oder erst recht in einer fremden Stadt wird es anders sein als vor dem eigenen Haus. Was das eigene Haus betrifft, dem hat Eugen Roth aus dem Urlaub quasi unsterbliche Verse gewidmet:

Der Urlaub

Ein Mensch, vorm Urlaub, wahrt sein Haus,
Dreht überall die Lichter aus.
In Zimmern, Küche, Bad, Abort –
Dann sperrt er ab, fährt heiter fort.
Doch jäh, zu hinterst in Tirol,
Denkt er voll Schrecken: »Hab ich wohl?«
Und steigert wild sich in den Wahn,
Er habe dieses nicht getan.
Der Mensch sieht, schaudervoll, im Geiste,
Wie man gestohlen schon das meiste,
Sieht Türen offen, angelweit.
Das Licht entflammt die ganze Zeit!
Zu klären solchen Sinnestrug,
Fährt heim er mit dem nächsten Zug
Und ist schon dankbar, bloß zu sehn:
Das Haus blieb wenigstens noch stehn!
Wie er hinauf die Treppe keucht:

Kommt aus der Wohnung kein Geleucht?
Und plötzlich ist's dem armen Manne,
Es plätschert in der Badewanne!
Die Ängste werden unermessen:
Hat er nicht auch das Gas vergessen?
Doch nein! Er schnuppert, horcht und äugt
Und ist mit Freuden überzeugt,
Dass er – hat er's nicht gleich gedacht? –
Zu Unrecht Sorgen sich gemacht.
Er fährt zurück und ist nicht bang. –
Jetzt brennt das Licht vier Wochen lang.

Dank

Danken möchte ich den Patientinnen und Patienten, denn erst durch ihre Mitarbeit wurden die hier zu thematisierenden therapeutischen Erfahrungen und ihre Reflexion möglich. Zu danken habe ich meiner Frau und meinen psychotherapeutisch tätigen Töchtern Dres. Katja und Saskia Lang, die immer wieder im Gespräch die Entstehung dieses Buches begleitet haben.

Danken darf ich Frau Anna Blöcher, die wertvolle Schreibhilfe bei der Erstellung dieses Buches geleistet hat. Ebenso herzlichen Dank an Frau Elsbeth Bienert, Weikersheim, für die Überlassung der Umschlagabbildung. Dank Herrn Dr. Beyer vom Verlag Klett-Cotta für die ausgezeichnete Kooperation und Sorgfalt bei der Veröffentlichung des Manuskripts, ebenso Herrn Eller für seine sorgfältige redaktionelle Betreuung.

KAPITEL 1

Historischer Rückblick

Wenn der amerikanische Psychiater und Psychoanalytiker Richard Chessick (2000) – vor allem bekannt durch seine Arbeiten über Persönlichkeitsstörungen – darüber Klage führt, dass sich heute die Psychoanalyse zu wenig um Zwangsstörungen kümmere, trifft dies sicherlich nicht auf deren Begründer zu. Denn die Psychoanalyse verdankt ihre Entstehung nicht nur dem Studium der Hysterie, sondern gerade auch der Erforschung der Zwangsneurose. Freud gibt hier der Zwangsneurose sogar den Vorzug, gehe doch der Zwangsneurose »jener rätselhafte Sprung aus dem Seelischen ins Körperliche« (1917, S. 265) ab und sei dadurch durchsichtiger als die Hysterie. *»Die Zwangsneurose ist wohl das interessanteste und dankbarste Objekt der analytischen Untersuchung«* (Freud 1926, S. 142). So verwunderte es nicht, dass schon in den ersten nicht mehr rein neurologischen oder neuroanatomisch orientierten Arbeiten auf Zwangsstörungen fokussiert wird, so in den »Abwehr-Neuropsychosen« von 1894 (GW I) und 1895 in einem in der »Revue Neurologique« erschienenen Artikel »Obsessions et Phobies« (GW I), der eine Reihe zwangsneurotischer Fälle versammelt. So war es gewissermaßen konsequent, dass gerade in der Anfangszeit der Psychoanalyse und auch in den folgenden Jahrzehnten viel über die Zwangsneurose publiziert wurde, u. a. die ausführliche Monographie von Otto Fenichel (1931). Trotz dieser »inherent fascination« (Esman 1989) finden sich in den letzten Jahrzehnten psychoanalytische Publikationen eher reduziert. Stattdessen gerieten Untersuchungen zu Persönlichkeitsstörungen, insbesondere zur Narzisstischen und Borderline-Störung in den Vordergrund. Hinzu kommt, dass manche Psychoanalytiker wie auch Kritiker der Psychoanalyse der Ansicht sind, dass sich seit Freuds klassischem Konzept kaum weitere Fortschritte ergeben haben. Richtig ist sicherlich, dass Freuds »geniale« Konzeption nach wie vor ihre Berechtigung hat, falsch indessen ist, dass es seitdem keine entscheidenden Weiterungen gegeben habe.

Dass Freuds erste Arbeiten über die Zwangsneurose gerade auf Französisch erschienen sind, ist sicherlich nicht zufällig, sie mögen noch an den Studienaufenthalt bei Jean-Martin Charcot anschließen; wichtiger ist indessen wohl, dass sie gerade im französischen Sprachraum auf Interesse hoffen konnten, sofern sich zunächst vor allem die französische Psychiatrie mit dem Bereich der »Zwangsvorstellungen« beschäftigt hatte. So berichtet bereits Jean-Etienne Esquirol 1839 im zweiten Band seiner »Maladies mentales« über eine Kranke mit Zwangsvorstellungen der Art, dass sie fürchtete, bei Berührung mit irgendwelchen Dingen sich diese anzueignen, sie zu entwenden. Um die gefürchteten Berührungen zu vermeiden, habe sie dann so lange auf einem Bein gestanden, wie sie es aushalten konnte. Dabei war sich die Patientin, deren Intelligenz völlig intakt war, der Absurdität der sich ihr aufdrängenden Zwangsvorstellungen bewusst.

Ein entscheidendes Kriterium, das bis heute die Zwangsneurose bzw. Zwangsstörung kennzeichnet, das »Unsinnigkeitskriterium«, ist hier schon formuliert. Es sei an die heute maßgebliche Definition Kurt Schneiders (1967) erinnert: »Zwang ist, wenn jemand Bewusstseinsinhalte nicht loswerden kann, obschon er sie gleichzeitig als inhaltlich unsinnig oder wenigstens als ohne angemessenen Grund beherrschend und beharrend beurteilt.« Doch zurück zur französischen Psychiatrie. Einen weiteren wichtigen Schritt bildete dann eine Abhandlung Bénédict Augustin Morels aus dem Jahre 1866 (Übersicht bei Loewenfeld 1904). Morel arbeitete eine Reihe zentraler Merkmale heraus, um dann den Schluss zu ziehen, dass es sich hier nicht um eine eigentliche Geisteskrankheit, sondern um eine Neurose handelt. Die von ihm geschilderten Zwangsphänomene beschränken sich jetzt nicht mehr auf die auch von ihm untersuchte Berührungsfurcht:

> »Die Kranken gestehen dem Arzte, dass sie nach einem langen Kampfe gegen Ideen, deren Grundlosigkeit und Lächerlichkeit sie erkennen, allmählich doch dahin gelangten, dass sie es nicht wagen, gewisse Gegenstände zu berühren, eine Türe oder ein Fenster zu öffnen, in einen Wagen zu steigen, eine Treppe hinaufzugehen, eine Straße oder einen Fluss zu überschreiten, dieses oder jenes Schauspiel zu sehen, ihre Frauen und ihre Kinder zu umarmen, ihnen selbst nur die Hand zu geben, eine Hiebwaffe zu ergreifen« (zit. n. Loewenfeld 1904).

Im gleichen Jahr 1866 fand in Paris eine Sitzung der »Société médico-psychologique« statt, die dem Bereich der Zwangsvorstellungen gewidmet war. Neben Begriffen wie »Monomanie avec conscience« und »Folie raisonnante« wurde der heute noch für diese Störung charakteristische Begriff der »Maladie du doute« (»Zweifelskrankheit«) geprägt.

Die Bezeichnung »Zwangsvorstellung« wurde im deutschen Sprachraum erstmals 1867 von dem Wiener Psychiater Richard von Krafft-Ebing gebraucht. Er betont dabei interessanterweise – was übrigens auch schon Morel tat –, dass Zwangsvorstellungen nicht selten durch äußere Ereignisse angeregt würden und sich auch bei Gesunden im üblichen Empfinden und Vorstellen ganz fremde, ungeheuerliche Vorstellungen einfinden könnten. Im Falle der Kranken sieht er solche Vorstellungen auf dem Boden depressiver Verfassungen entstanden. Wilhelm Griesinger, der heute noch durch sein Schlagwort »Geisteskrankheiten sind Gehirnkrankheiten« bekannt ist, machte ein Jahr später auf diesen eigentümlichen psychopathischen Gemütszustand aufmerksam, der nur bei Kranken außerhalb der »Irrenanstalt« zu beobachten sei. Er beschreibt dabei drei Patienten, die dem französischen Begriff der »maladie du doute« entsprachen.

Innerhalb der deutschsprachigen Psychiatrie wurde zweifellos die 1877 in einem Vortrag »Über Zwangsvorstellungen« vor der Berliner Medizinisch-Psychologischen Gesellschaft vorgebrachte Definition Carl Westphals wegweisend:

> »Unter Zwangsvorstellungen verstehe ich solche, welche bei übrigens intacter Intelligenz und ohne durch einen Gefühls- oder affectartigen Zustand bedingt zu sein, gegen und wider den Willen des betreffenden Menschen in den Vordergrund des Bewusstseins treten, sich nicht verscheuchen lassen, den normalen Ablauf der Vorstellungen hindern und durchkreuzen, welche der Befallene stets als abnorm, ihm fremdartig anerkennt und denen er mit seinem gesunden Bewusstsein gegenübersteht.«

Die Schneidersche Definition schließt sich hier an, wenn sie auch, wie Bürgy (2005) betont, sprachlich einfacher und von größerer Schärfe sei.

Wie weit reicht ein Zwangssymptom? Hier ist die merkwürdige Beobachtung zu machen, dass dessen Umfang am Ende des 19. und am Anfang des 20. Jahrhunderts nicht minder umstritten war als heute. Wenn wir an den Begriff des »Obsessive-compulsive spectrum« (Übersicht bei Rasmussen und Eisen 1997; Hollander 1993; DSM-5, S. 235 ff.) denken, der beispielsweise Essstörungen, Impulskontrollstörungen, Dysmorphophobie, Hypochondrie einschließt, verwundert es nicht, dass bereits eine Übersicht der »Zwangszustände« bei Friedmann von 1920 26 Einzelformen dieser Zwangszustände enthält, wobei Phobien aller Schattierungen, Hypochondrien, überwertige Ideen mit eingeschlossen sind.

Auf der anderen Seite ist in der psychiatrischen Tradition eine *Endogenisierung der Zwangsstörung* zu registrieren. Der Tendenz nach lässt sich die Literatur auf zwei Pole hin gruppieren. Für die Auffassung der ersten Gruppe steht vor allem die Züricher Schule. Im Bleulerschen Lehrbuch von 1943 heißt es beispielsweise:

Sie (die Zwangsneurose) gehört grundsätzlich in den schizophrenen Kreis und ist, soweit es sich nicht um ein Syndrom innerhalb und meist zu Beginn schizophrener Psychosen handelt, eine besondere Form der schizothymen Verhaltensweisen…«. In gewissem Sinne seien Zwangsneurosen als larvierte Schizophrenien anzusehen und ihre Symptome, wie schon die Schizophrenie-Monographie von 1911 dargelegt hatte, als akzessorische Schizophreniesymptome zu werten. Wilhelm Mayer-Gross hebt auf die »Analogie der Verschlossenheit des Zwangsneurotikers zu dem schizophrenen Autismus« (1977) ab. Unter Bezugnahme auf Falldarstellungen Kurt Schneiders und Walter Jahrreiss' (1926) sieht auch er in Zwangsneurosen, die unbeeinflussbar über Jahrzehnte fortbestehen und zu einer in höchstem Maß autistischen Haltung führen, schizophrene Prozesse. Ähnlich bewertet dies Weitbrecht (1968). Süllwold fand bei einer Studie zur Verhaltenstherapie von Zwangsgedanken, dass zwei Drittel der Patienten Störungen dergestalt boten, dass an das »Vorhandensein eines schizophrenen Achsensyndroms« gedacht werden konnte (1977).

Wenn sich noch in der Auflage des Bleulerschen Lehrbuches von 1979 die Bemerkung findet, dass Zwänge häufig bei Schizophrenen vorkommen, so ist nun die Gruppe, die sich auf den entgegengesetzten Pol zubewegt, ganz anderer Ansicht. Sie, und sie hatte in der Vergangenheit wohl das Übergewicht, ist sich darüber einig, dass Zwangssymptome im Verlauf einer Schizophrenie eine Seltenheit sind oder überhaupt nicht auftreten. Unabhängig von der entsprechenden Gruppenzuordnung zunächst einige Zahlen: Jahrreiss fand 1926 bei der Durchsicht der Krankengeschichten von 1000 Schizophrenen nur 11 Krankenblätter, in denen auch Zwangsvorstellungen festgehalten worden waren. Rosen (1957) konnte unter 848 Schizophrenen nur 30 (= 3,5%) Patienten mit Zwangssymptomen entdecken. Die katamnestischen Untersuchungen Christian Müllers am Burghölzli zeigten bei einer durchschnittlichen Katamnesedauer von 25 Jahren, dass von 57 Zwangskranken immerhin 7 schizophren geworden waren (1953). Ebenfalls bei einer katamnestischen Untersuchung mit einer Frist von 13–20 Jahren konnte Kringlen feststellen, dass von 91 Patienten mit Zwangsneurose 6 später als psychotisch oder grenzpsychotisch imponierten (1965).

Nicht zuletzt aufgrund von Zahlen, die Jahrreiss vorgelegt hatte, kam Carl Schneider zu dem Schluss, dass »ein engerer Wesenszusammenhang von Zwangsdenken und Schizophrenie nicht zu erwarten« sei. Da die Zwangserscheinungen meist im Beginn des Prozesses gefunden würden, könnte »höchstens eine Auslösungswirkung des schizophrenen Prozesses angenommen werden« (1930). In der 7. Auflage seines Lehrbuchs betont Emil Kraepelin, dass ein Übergang des

»Zwangsirreseins« in andere Geistesstörungen, wie ihn die Kranken immer befürchten, nicht vorkomme (1904). Ähnlich äußerte sich 1912 Heilbronner. Weniger strittig erschien dieser Gruppe der Zusammenhang von Zwang und Melancholie. Stöcker machte schließlich den Versuch, *den Zwang als Symptom dem manisch-depressiven Formenkreis einzugliedern* (1914). Wenn, wie seltene Fälle zeigen, tatsächlich Zwang und Schizophrenie zusammen aufträten, dann könne es sich, wie noch einmal Pilcz (1922) und Legewie (1923) hervorhoben, nur um eine zufällige Kombination handeln.

Interessant in diesem Zusammenhang ist die nosologische Einordnung des sogenannten »Wolfsmanns«, von Freud (1918) bekanntlich als (infantile) Zwangsneurose beschrieben. Der Name für diesen jungen Russen rührt daher, dass Freud in das Zentrum seiner Interpretation einen Wolfstraum des 4-Jährigen rückte.

Für Ludwig Binswanger (1945) hingegen gibt es im Hinblick auf diesen Patienten, der sechs Jahre nach Beendigung seiner zweiten Analyse bei Freud einen hypochondrischen Wahn entwickelte, keinen Zweifel, dass es sich hier um eine »polymorphe Form der Schizophrenia simplex« handelt. Ähnlich urteilt Mayer-Gross (1977). Ehe dieser Patient zu Freud nach Wien kam, war er bereits stationär in München behandelt worden. Kraepelin, der schon den Vater des Patienten wegen »manisch-depressiven Irreseins« betreut hatte, stellte beim Sohn die gleiche Diagnose. Das erstaunt nicht weiter, da Kraepelin, wie oben erwähnt, dahin tendierte, das sogenannte »Zwangsirresein« dem manisch-depressiven Formenkreis selbst einzugliedern. Langer (1928) sprach beispielsweise von der »Verankerung der Zwangssymptome im Anlageganzen der zyklothymen Depression«.

Für Freud selbst unterliegt es keinem Zweifel, dass es sich bei diesen Zwangsstörungen um eine »Neurose« handelt. Es sei daran erinnert, dass wichtige Beiträge Freuds zum Zwang bereits 1894 und 1895 vorlagen.

In seiner umfassenden Übersicht von 1904 geht Loewenfeld »wohlwollend« auf Freud ein, gibt beispielsweise ausführlich im abschließenden Therapiekapitel »Die Psychoanalytische Methode Freuds« wieder. Keine Frage andererseits, dass diese »eigenartige Theorie«, wie Friedmann (1920) sich ausdrückt, sich von allem abhob, was bislang über das Phänomen »Zwang« vorgelegt worden war. Wenn, wie wir angedeutet haben, in der psychiatrischen Tradition auch die Möglichkeit »psychogener« Einflüsse erwogen wurde, auch hier schon Zwangsvorstellungen von Wahnideen unterschieden wurden, blieb man doch weitgehend im Deskriptiven und war sich über eine organische Verursachung, eine »originäre neuropsychopathische Konstitution« einig, sah man hier eine hereditäre »Degeneration« am Werke, wenn auch auf einer höheren Stufe (»Dégénérés superieurs«).

KAPITEL 2

Zwangsstörung (Zwangsneurose): Symptomatik, Klassifikation und Epidemiologie

Der traditionelle Name der Zwangsneurose ist heute durch den Begriff der Zwangsstörung ersetzt. Im DSM-IV wird diese Störung (»obsessive-compulsive disorder«, »OCD«, 300.3) den Angststörungen subsumiert, da Zwänge vorrangig der Angstregulierung dienten. Im DSM-5 ist der Zwangsstörung unter dem Titel »Obsessive-Compulsive and Related Disorders« wieder ein eigenes Kapitel gewidmet. Parallel dazu wird auf Achse II die »zwanghafte Persönlichkeitsstörung« (301.4) als eigenständige Kategorie geführt. In der ICD-10 lauten die Synonymbezeichnungen »anankastische Syndrome, Zwangsstörungen« (F 42) bzw. »anankastische (zwanghafte) Persönlichkeitsstörung« (F 60.5).

Wie schon im vorherigen Kapitel erwähnt, lässt sich mit K. Schneider (1967, S. 105) generell Zwang so definieren: »Zwang ist, wenn jemand Bewusstseinsinhalte nicht loswerden kann, obschon er sie gleichzeitig als inhaltlich unsinnig oder wenigstens als ohne angemessenen Grund beherrschend und beharrend beurteilt.« Das »ich-dystone Erleben« ist also für eine Zwangsstörung im Sinne einer Symptomneurose bezeichnend. »Störend, pathologisch und damit behandlungsbedürftig werden Denk- und Verhaltensmuster dann, wenn sie ein zumeist sehr variables und subjektives Intensitäts- und Häufigkeitskriterium überschreiten und dadurch eine deutliche Beeinträchtigung des Lebensvollzugs einer Person mit sich bringen« (Reinecker 2005).

Im Beschwerdebild lassen sich drei große Bereiche unterscheiden:

2.1 Zwangsgedanken

Bestimmte Zwangsvorstellungen oder Zwangsbefürchtungen behaupten sich anhaltend und gegen den Willen des Betroffenen im Bewusstsein. Dabei werden diese Zwangsgedanken als aufdringlich und unangemessen wahrgenommen. Inhaltlich handelt es sich oft um aggressive und sexuelle Themen bzw. um die damit verbundenen Schuldvorstellungen.

So hatten sich beim »berühmtesten Fall« Freuds (1918), dem schon genannten »Wolfsmann«, gotteslästerliche Gedanken dergestalt eingestellt, dass er immer wieder denken musste: »Gott – Schwein« oder »Gott – Kot«. Auch war er von dem Zwang gequält, an die Heilige Dreieinigkeit zu denken, wenn er drei Häufchen Pferdemist oder anderen Kot liegen sah. Erinnert sei hier an die mannigfachen Zwangsbefürchtungen der in der Einleitung erwähnten Patienten. Der Zwangsgedanke, einen Menschen überfahren zu haben oder zumindest einem möglicherweise Verunglückten nicht entsprechenden Beistand geleistet zu haben, scheint heute fast inflationär. Neben anderen Symptomen bietet diese Befürchtung ein 28-jähriger Betriebswirt, Herr E. Besonders eindrucksvoll die Selbstschilderung von Dr. S., einem Psychologen, unter dem bezeichnenden Titel »Der Autounfall, der nie stattgefunden hat« in »Der Junge, der sich immer waschen musste« (Rapoport 1989). Herr E. litt des Weiteren an der Furcht, sich mit Tollwut und AIDS infiziert zu haben und andere entsprechend anzustecken, beispielsweise den behandelnden Zahnarzt. Bezeichnend für einen Zwangsneurotiker hier das »Unsinnigkeitskriterium« seiner ich-dystonen Aussage: »Ich habe Angst Sie anzustecken, obwohl ich eigentlich weiß, dass ich kein AIDS habe«. Einem 38-jährigen Bürgermeister, Herrn R., der zugleich das Standesamt versah, drängte sich die Zwangsvorstellung auf, Heilige hätten Sex mit Tieren, sobald er den Namen eines oder einer Heiligen zu schreiben hatte – was ja bei seiner Tätigkeit häufig vorkommt. Oder es müssen bestimmte Gedankenreihen immer wieder zu Ende gedacht werden (z.B. in einem Zählzwang), dabei oft verbunden mit Befürchtungen der Fremd- oder Selbstschädigung (»wenn nicht entsprechend gedacht, gezählt oder vermieden wird, geschieht einer fremden Person oder dem Subjekt selbst etwas Schlimmes«). So musste, wie eingangs erwähnt, eine 38-jährige Frau unbedingt die Zahl Sieben vermeiden – z.B. beim Lesen eines Buches abdecken –, weil die Wahrnehmung der Zahl Sieben den Tod der Mutter bedeuten könnte. Ähnlich rigoros hatte Felix Leps (s. seine Autobiographie) die Zahl Vier zu vermeiden, weil sie mit dem möglichen Tod des Vaters verbunden war – die Familie bestand aus fünf Mitgliedern, die Zahl Vier hätte dessen »Ausschluss« bedeutet. In den Zwangsbefürchtungen der 32-jährigen Bibliothekarin Sylvia O. stand ebenfalls der Vater im Zentrum, sofern sie ständig denken musste, er sei alkoholkrank, könnte sterben, obwohl er gesund war. Oder ihr schoss sofort der Gedanke durch den Kopf, dass sie einen Menschen überfahren habe, sobald sie beim Autofahren eine Unebenheit spürte. Oder es stellte sich die Zwangsbefürchtung ein, ein Obdachloser sei am Sterben, sobald sie seiner gewahr wurde oder ihn unter einem größeren Stück Papier vermutete, das auf der Straße lag.

Charakteristisch überhaupt sind »*Veränderungen des Denkens*«: Die Patienten müssen unablässig grübeln, bestimmte Gedanken unterdrücken, andere wiederholen. Alles im Leben muss sorgfältig überprüft, bedacht, überlegt werden, oft ohne zu einer Entscheidung zu gelangen. Zentral ist bei der Zwangsstörung, wie in der Einleitung erwähnt, die alles dominierende Bedeutung des Zweifels (»maladie du doute«). Entsprechend schreibt Wyss (1973, S. 480):

> »Ob die Beziehung des (Zwangs-)Kranken zur Ordnung, seine Genauigkeit (Kontrollzwänge), Skrupulosität, Pedanterie oder die seiner Abwehr gegen Verschmutzung, Staub und Bakterien, ob die Zwangsrituale oder Zwangsimpulse in den Vordergrund gestellt werden – sie alle folgen aus dem Zweifel: ob eine Handlung in bestimmter Weise durchgeführt worden sei, ob eine Verschmutzung vermieden werden konnte, ob sie stattgefunden hat, ob der Eintritt der möglichen Katastrophe, der Bedrohung durch entsprechende Rituale verhindert werden konnte.«

In der Phantasie des Patienten werden Gedanken oft wie Taten behandelt, ihnen wird eine magische Bedeutung zugesprochen: Gedanken können töten, schuldig machen, Unheil bringen, wieder gutmachen, verzaubern. Ein bekannter Patient Freuds, der sogenannte »Rattenmann«, sprach deshalb von der »Allmacht der Gedanken« (Freud 1909, S. 450). Der ungewöhnliche Name rührt daher, dass in den Zwangsvorstellungen des jungen Juristen Ernst Lanzer die Befürchtung stand, am Vater oder an der Geliebten würde eine im Orient übliche Strafe – Ratten bohren sich in den After – vollzogen.

2.2 Zwangsimpulse

Bei Zwangsantrieben kommt es zum massiven Drang, bestimmte Handlungen durchzuführen, die als »trivial, sozial beschämend, störend oder bedrohlich« (Kapfhammer 1996) imponieren. Es sind Impulse meist aggressiven Charakters,

z. B. den eigenen Säugling fallen zu lassen oder, wie bei einer 30-jährigen Frau, die Heigl (1972) beschrieben hat, mit einem spitzen Gegenstand zu verletzen.

Der schon erwähnte 38-jährige Mann, von Beruf Filialleiter einer Lebensmittelkette, wird von dem Impuls geplagt, seine Frau zu erwürgen, wenn er nach intimem Beisammensein den Arm um sie legt. Erschrocken über diesen Antrieb, geht er dann schnell auf Distanz. Ein unter einer narzisstischen Persönlichkeitsstörung leidender 24-jähriger Kunststudent gerät immer wieder in dumpf gespürte Episoden von Wut, die sich schließlich in Zwangsimpulsen dergestalt ausdrücken, dass es ihn drängt, der aktuellen Freundin, wenn er sie im Arm hält, »das Genick zu brechen« oder auch andere zu erstechen oder vor einen Zug zu stoßen. Er wisse, dass diese Vorstellungen unsinnig seien, könne sie aber nicht verhindern.

Hier drängen Zwangsvorstellungen zur Handlung, die mit ganzer Kraft abgewehrt werden und in der Regel, falls es sich nicht um Borderline- oder psychotische Störungen handelt, nicht zur Handlung führen.

2.3 Zwangshandlungen

Zwangshandlungen sind krankhaft erlebte Handlungen, deren Unterlassung heftige Angst auslösen kann. Magische Rituale dienen oft der Abwehr phantasierter Gefahren, Ordnungszwänge sollen »das Chaos der Impulse steuern« (Hoffmann 1986). Auch Kontrollzwänge sind häufig mit Angst und Schuldvorstellungen verbunden. Bei Vermeidungsritualen sind bestimmte Handlungen verboten oder müssen durch Gegenhandlungen wieder gutgemacht werden.

So musste der Wolfsmann – wohl als Reaktion auf seine aggressiv-gotteslästerlichen Gedanken – vor dem Einschlafen eine unendliche Reihe von Kreuzen schlagen und pflegte darüber hinaus des Abends Runden vor allen Heiligenbildern zu machen, die im Zimmer hingen, um jedes einzelne andächtig zu küssen.
So musste der Bürgermeister sofort den Namen des Heiligen am PC löschen, hatte ihn dann neu zu schreiben, löschte ihn wieder, musste ihn erneut bringen und wieder löschen – so ging es ständig hin und her. Da der Name indessen auf der Geburts- oder Sterbeurkunde zu stehen hatte, kam er in seiner verzweifelten Situation zu einer Lösung in Form einer weiteren Zwangshandlung

derart, dass er – um sich von seinem schlechten Gewissen zu entlasten – mit dem Wort »Entschuldigung« auf den Lippen zu Kollegen ging, beispielsweise sagte: »Entschuldigung, hast du mal einen Radiergummi?« Dann konnte der Name bleiben.

So musste Sylvia O. ständig kontrollieren, ob der Telefonhörer aufliegt, denn es könnte ja ein Hilferuf der Eltern kommen; ständig musste sie selbst nachschauen, ob jemand auf der Straße am Sterben wäre, musste beim Fahren »sich umschauen« oder umkehren, um sich zu vergewissern, dass sie keinen Menschen überfahren habe. Oft musste sie das mehrmals wiederholen, weil sie zweifelte, ob sie richtig gesehen habe. Dann kamen bei jeder Wiederholung Skrupel, ob nicht durch diese Rückkehr der Verkehr sich anders darstelle als sonst, deshalb gerade durch sie ein Unfall eintreten könnte. Das sei fürchterlich: Was sie auch mache, es sei falsch, das versetze sie in Panik und mache große Schuldgefühle. Ganz analog müssen Dr. S., Herr E. und der 38-jährige Filialleiter verfahren. Er kommt zudem an keinem Lichtschalter vorbei, ohne ihn abwischen zu müssen. Er befürchte, ein Feuchtigkeitsfilm könne todbringenden Strom überleiten. Ständig müsse er die Wasserhähne im Haus kontrollieren: Wären sie nicht dicht, könne es zu einer Überschwemmung kommen, in der die Familienangehörigen elendiglich zugrunde gehen. Felix Leps musste alle Gegenstände, Begebenheiten meiden, wo die Zahl Vier auftauchen könnte (z. B. bei Müsli mit vier Getreidesorten, oder beim Schwimmen vier Bahnen unterlassen, aber auch die Zahlen 8 oder 16, weil in ihnen die 4 enthalten ist).

Reinigungszwänge, wie beispielsweise ein Waschzwang, dienen der Vermeidung bzw. Beseitigung von Verschmutzung, Krankheit oder Schuld. Isolierte Zwangshandlungen kommen relativ selten vor. Bei etwa 75 % der Patienten liegt eine Kombination von Zwangsgedanken und Zwangshandlungen vor. Mit den Begriffen Binders (1936) haben wir es bei Zwangshandlungen mit einem *»Abwehrmechanismus«* zu tun, der auf den *»Störungsmechanismus«* der Zwangsgedanken reagiert.

2.4 Weitere Merkmale

Neben den typischen Zwangsphänomenen finden sich bei Zwangsstörungen häufig *Ängste* und *depressive Symptome*. *Ängste* finden sich entweder begleitend oder häufig auch schon vor der eigentlichen Zwangssymptomatik. Nicht selten kommt es über eine frei flottierende Angst und Phobien zur Entwicklung von Zwangssymptomen, die offensichtlich Angst in gewisser Weise binden. Es beruht wohl auf diesem Zusammenhang, dass die Zwangsstörung im DSM-IV-TR den Angststörungen zugeordnet wurde. Gegen diese Gleichsetzung spricht allerdings einiges. Während per definitionem bei Angstpatienten die Angst als emotionale Reaktion eindeutig immer im Vordergrund steht, »beschreiben Zwangspatienten häufig auch Ekel, Unruhe, Anspannung oder ein diffuses Gefühl von Unvollständigkeit als vorherrschend« (Reed 1985, Bader und Hänny 2005). So musste aufgrund eines massiven Ekelgefühls Sylvia O. nach dem Besuch einer öffentlichen Toilette oder gar, wenn sie auf der Straße mit Erbrochenem, Urin oder Kot in Kontakt gekommen war, sich einem massiven Reinigungs- und Waschzwang unterziehen. *Depressive Symptome* sind ebenfalls häufig, können sekundär als Folge der quälenden Zwangssymptomatik entstehen, sie können dieser aber auch vorausgehen, wobei dann der Zwang, wie unten dargestellt (S. 72 ff.), als autoprotektive Reaktion verstanden werden kann. Da es sich hier um einen sehr bedeutenden Zusammenhang handelt, affektive Störungen am häufigsten »komorbid« mit Zwangsstörungen auftreten, ist dieser Frage ein eigenes Kapitel gewidmet. Zwänge können schließlich in einem Restriktionsprozess des »self-perpetuating circle« den Lebensraum des Betreffenden immer mehr einschränken und »zu dem gefürchteten Endausgang der Willenslähmung« (Freud 1926, S. 148) der malignen Zwangsneurose führen.

2.5 Epidemiologie

War man früher der Ansicht, dass Zwangsstörungen eher selten auftreten, zeigen neuere Forschungen eine lebenslange Prävalenz von zwei bis drei Prozent. So gilt heute, bezogen auf die Gesamtbevölkerung, dieses Krankheitsbild als vierthäufigste psychiatrische Störung überhaupt (Rasmussen und Eisen 1997). Diese Diskrepanz hat sehr wahrscheinlich damit zu tun, dass Patienten mit Zwängen dazu neigen, diese zu verschweigen – was schon Freud 1909 (S. 383) festgestellt hatte: »Die Zwangsneurotiker (...) dissimulieren auch im Leben ihre Zustände, solange es angeht, und kommen zum Arzt häufig erst in so fortgeschrittenen Stadien des Leidens, wie sie bei der Lungentuberkulose z. B. die Aufnahme in eine Heilstätte ausschließen würden.« Viele Zwangsinhalte sind aggressiver, blasphemischer und obszöner Natur. Die Betroffenen schämen sich dieser Vorstellungen und Impulse, fürchten, als geisteskrank zu gelten. Man denke z. B. daran, dass der schon genannte »Rattenmann« fürchtete, den Vater könnte die »Rattenstrafe« treffen, obwohl er längst verstorben war. Häufigkeitsangaben für Zwangssymptome hängen deshalb auch vom Modus der Befunderhebung ab. So zeigte sich in unserer Basisdokumentation (Faller et al. 1997), dass der von der Gesamtklientel unserer Patienten selbst ausgefüllte Fragebogen sechs bis zwölf Prozent Zwangssymptome enthält, während sich im Fragebogen, den der Untersucher nach einem Interview ausgefüllt hat, nur drei bis fünf Prozent Zwangssymptome finden. Das heißt, dass Zwangssymptome im unstrukturierten Gespräch weniger erwähnt werden als im anonymen, strukturierten Fragebogen. Zwangssymptome gehen häufig mit anderen, v. a. körperlichen Beschwerden einher – und diese werden sich bei der Untersuchung zunächst in den Vordergrund gerückt finden. Angesichts der Diskrepanz zwischen der hohen Prävalenz und der zugleich bestehenden »Verborgenheit« der Zwangsstörungen spricht deshalb Jenike (1989) von einer *»verdeckten Epidemie«*.

Da Zwangssymptome häufig mit anderen Symptomen und Syndromen vergesellschaftet auftreten, sprechen amerikanische Autoren von einem *»obsessive-compulsive spectrum«* (Übersicht bei Hollander 1993, Rasmussen und Eisen 1997, DSM-5, S. 235 ff.). Folgende Störungsbilder sollen hier einbezogen sein:

- Essstörungen
- Impulskontrollstörungen
- Trichotillomanie
- Gilles-de-la-Tourette-Syndrom
- Onychophagie
- Dysmorphophobie
- Hypochondrie
- krankhafte Eifersucht

In diesen Erkrankungen sehen die Autoren Störungsbilder, die in enger Beziehung zur Zwangsstörung stehen: sowohl hinsichtlich der klinischen Phänomenologie, ätiologischer Faktoren und der Respons auf spezifische Behandlungsformen (Pharmakotherapie, Psychotherapie). So sind diese Störungsbilder beispielsweise gekennzeichnet durch stereotype oder ritualisierte Verhaltensweisen wie bei Tics, dem Gilles-de-la-Tourette-Syndrom und der Trichotillomanie.

2.6 Differenzialdiagnose

Die klassische Form der Zwangsneurose ist aufgrund der charakteristischen Leitsymptome leicht zu diagnostizieren. Differenzialdiagnostische Probleme sind möglich, weil Zwangserscheinungen auch bei anderen Erkrankungen, wie z. B. depressiven Störungen, Borderline-Syndromen oder Psychosen aus dem schizophrenen Formenkreis, im Vordergrund stehen können. Mitunter verdeckt die Zwangssymptomatik eine beginnende Psychose (Lang 1981, 1985, 1997). Diesem wichtigen Zusammenhang – es sei an den historischen Rückblick erinnert – ist deshalb ein eigenes Kapitel gewidmet. Stereotypen Wiederholungshandlungen im Rahmen von hirnorganischen Prozessen fehlt zumeist der subjektive Leidensdruck und der ich-dystone Charakter der Symptome. Komorbiditätsstudien und Einzelfalldarstellungen zeigen Zusammenhänge der Zwangsstörung, wie erwähnt, mit depressiven Erkrankungen, Angststörungen und einer Reihe von neurologischen (extrapyramidalen Störungen, Tic, Torticollis, Gilles-de-la-Tourette-Syndrom, Schreibkrampf) und internistischen Krankheitsbildern (z. B. entzündliche Darmerkrankungen) sowie mit verschiedenen psychosomatischen Erkrankungen (z. B. Störungen des Essverhaltens) und somatoformen Störungen (Csef 1988, Weiß 1989, Kapfhammer 1996).

KAPITEL 3

Psychodynamik, Pathogenese und Ätiologie der Zwangsstörung

3.1 Das klassische Konzept

Als grundlegend zum kausalen Verständnis einer Zwangsstörung wird von der Psychoanalyse klassischerweise ein *»Trieb-Abwehr-Konflikt«* angesehen. Aggressive oder sexuelle Triebregungen werden durch eine rigide, Schuldgefühle hervorrufende Gewissensinstanz abgewehrt, was zu typischen Kompromissbildungen in Form von Zwangssymptomen führt.

> So schildert Freud (1895) unter der Diagnose »Mysophobie« den Fall einer Frau, die sich hundertmal am Tag die Hände wusch und Türklinken nur noch mit dem Ellenbogen berühren konnte. Die biographische Analyse ließ den oberflächlich gesehen »unverständlichen« Zwang psychodynamisch wie folgt verstehen: »Das ist der Fall von Lady Macbeth. Die Waschungen waren symbolisch und dazu bestimmt, an die Stelle der moralischen Reinheit, deren Verlust sie bereute, die körperliche Reinheit zu setzen. Sie quälte sich mit Vorwürfen für eine eheliche Untreue, deren Erinnerung sie auszulöschen trachtete. Sie wusch sich auch die Geschlechtsteile.«

Der Zwangssymptomatik liegt ein massives Schuldbewusstsein zugrunde, dessen Minderung nun aber mit einer Aktion dergestalt angegangen wird, dass sich die dem Bewusstsein unerträgliche »idée originale« jetzt durch eine »idée remplaçante« (Ersatzvorstellung) substituiert findet, die aus einem ganz anderen Bereich kommt, einem Bereich, der mit der originalen Situation an sich nichts zu tun hat. Es ist diese »mésalliance«, diese »falsche Verknüpfung«, die dem Zwangsphänomen den ihm eigenen »caractère d'absurdité« verleiht. Eine solche »mésalliance« lässt sich über Konditionierungsvorgänge erklären. Im vorliegenden Falle geht die Psychoanalyse einen Schritt weiter, insofern sie den kulturellen Archetyp des

»Sich-rein-Waschens«, der sich in vielen Religionen findet, hinzuzieht. Man denke nur an die Taufe, die von der Erbsünde »reinigt«, oder an den heidnischen Römer Pilatus, der bekanntlich seine Hände in Unschuld wäscht.

Die Zwangsstörung lässt sich so als der untaugliche Versuch verstehen, unerlaubte aggressive (z.B. Lady Macbeth, vgl. Lang 2005) und/oder sexuelle (Patientin Freuds) Triebhandlungen zu bewältigen, im Nachhinein »ungeschehen zu machen«. Trotz der Erwähnung von Lady Macbeth, die sich bekanntlich von dem Blut, das an ihren Händen klebte, zunächst wohl ganz konkret rein wusch, dann aber mehr und mehr in einem übertragenen Sinne mittels eines Waschzwangs ihre Schuldgefühle zu beseitigen suchte, waren es zunächst ganz ausschließlich sexuelle Triebregungen, die über diesen Verschiebungsmechanismus zwanghaft abgewehrt wurden. Die Einführung der Todestriebhypothese brachte dann eine entscheidende Erweiterung. »Wir lernen verstehen«, notiert Freud 1923 (S. 270) in »Das Ich und das Es«, »dass bei manchen schweren Neurosen, zum Beispiel der Zwangsneurose, das Hervortreten des Todestriebs eine besondere Würdigung verdient«. Zwangssymptome erscheinen nun vor allem als Phänomene der Abwehr gegenüber destruktiven Impulsen. Mit Viktor v. Weizsäcker (1950, S. 138) lässt sich einmal formulieren: »Die Sexualität fährt wie eine Furie durch Liebe, Ehe, Familie und Gesellschaft« und fordert deshalb entsprechende Abwehrmaßnahmen heraus, wie beispielsweise eine zwangsneurotische Verarbeitung. Zum anderen ist ebenfalls mit von Weizsäcker zu konstatieren:

> »Der Mensch ist nicht nur einer, der Leben empfängt und verliert, er tritt hervor als *Mörder.* (…) Das heißt, dass ein lebendes Wesen zugleich ein tötendes Wesen ist und dass gemäß der Solidarität dieses Töten sich nach außen oder nach innen, aufs andere oder aufs Selbst wendet, dass es aber kein Entrinnen von dieser sich selbst aufhebenden Seite des Lebens geben kann« (1950, S. 148).

Schädigungsbefürchtungen, Handlungen, welche die Realisierung solcher anankastischer Ideen ungeschehen machen sollen, sind in der Geschichte der Zwangskrankheit Legion. Und es ist immer wieder erstaunlich zu konstatieren, wie beispielsweise an einem Waschzwang leidende zwangsneurotische Patienten, deren Symptomatik nichts von Aggression verrät und die im Gespräch überangepasst und brav imponieren, plötzlich in Träumen sadistisch-destruktive Welten preisgeben. Erhängungs-, Kreuzigungs- und Vierteilungsszenen, qualvolle KZ-Haft oder Folterungsszenarios finden sich dann beispielsweise bei diesen Patienten.

Als grundlegend für die Psychodynamik der Zwangsneurose wird von psychoana-

lytischer Seite aus also ein unbewusster Konflikt zwischen unterdrückten triebhaften Regungen einerseits und einer strafenden, Schuldgefühle induzierenden Gewissensinstanz andererseits angesehen. Daraus resultieren gemäß dem allgemeinen analytischen Konfliktmodell typische *Kompromissbildungen*, hier in Form der Zwangssymptome. Beispielsweise wird Aggressivität gegenüber einem Partner durch ein Zwangssymptom gebunden, aber zugleich, zum Beispiel in einem Reinlichkeitszwang, »versteckt« ausgelebt. Oder im Fall von Freuds Patientin mit der »Mysophobie«: Einerseits muss sie im Sinne der Abwehr von Schuldgefühlen ihre »sündigen Genitalien« rein waschen; andererseits kann deren Einbeziehung gerade auch wieder neue Lustgefühle wecken.

Ein solches Schuldbewusstsein muss natürlich nicht, wie es in diesen Fällen der Patientin Freuds und der Lady Macbeth vorliegt, Folge realer Taten sein. Es kann allein auf »psychische Realität« zurückzuführen sein, in nichteingestandenen destruktiven Wünschen und Impulsen bzw. nicht akzeptierten sexuellen Regungen bestehen.

Schuldgefühle beispielsweise der oben erwähnten 30-jährigen Patientin, ob ihrer Impulse, den eigenen Säugling fallen zu lassen oder ihn mit spitzen Gegenständen zu verletzen. Sie ließen sich dahingehend verstehen, dass sie unter den Idealanforderungen eines »Opferzwangs« litt, so dass für sie Muttersein bedeutete, um des Kindes Willen auf alle eigenen Wünsche und Bedürfnisse zu verzichten, sich völlig »aufzugeben« (Heigl 1972). Im Protest gegen diese überschießende zwanghafte »Opferhaltung« (Lacan 2004) hat sich nun ihr Selbstbehauptungswille zu der ihr unbewussten Gegeneinstellung verdichtet: »Bevor mir das Kind alles nimmt, bevor es mich mit Haut und Haaren auffrisst, muss ich es beseitigen …«. So wurde die Geburt des dritten Kindes, das ihr der Ehemann »aufgezwungen« hatte, zur Auslösesituation für die Zwangsstörung.

In der Terminologie des späten Freuds lässt sich dieser Grundkonflikt zwischen Triebregungen und der Gewissensinstanz als *»Überich-Es-Konflikt«* formulieren.

Es ist immer wieder auffällig, dass neben der für die Zwangsneurose typischen *»analen«* Problematik von Verschmutzung, Verunreinigung mit entsprechenden gegenläufigen Tendenzen von Sauberkeit, Sich-rein-Waschen etc. sogenannte *»ödipale«* Tendenzen eine zentrale Rolle spielen.

Ein 29 Jahre alter Patient, Mr. N. (vgl. Gabbard 2005), fürchtete einmal, er könnte sich mit Keimen infizieren, und zum anderen, er selbst könne Frauen schwängern, weil Samen an seinen Händen klebe. Mehr und mehr geriet er in einen massiven Waschzwang hinein. Er brachte es dahin, dass seine Mutter quasi 24 Stunden am Tag um ihn war. Sie half ihm beim An- und Ausziehen, damit er nicht mit seinen Kleidern in Berührung kam und sich verunreinigen könnte. Zugleich bestand er darauf, dass sein Vater entweder überhaupt nicht mehr ins Haus kam oder zumindest einen entfernten Teil des Hauses bewohnte, um nicht mit den Keimen in Berührung zu kommen, die dieser ins Haus schleppte. Bei der Erhebung der biographischen Anamnese erinnert er, dass der Vater die Brüste der Mutter zu grabschen suchte und sie den damals 5-Jährigen gerufen hatte, er solle ihr zu Hilfe kommen. Er versuchte den Vater zu stoppen, wurde aber von ihm »overpowered«. Die jetzige Zwangssymptomatik beschert ihm gewissermaßen einen späten ödipalen Sieg.

Die Pubertät gilt als eine Zeit der Reaktivierung des Ödipuskomplexes. So nimmt es nicht Wunder, dass es gerade in dieser Entwicklungsphase zum Auftreten einer Zwangsstörung kommen kann.

Wie an anderer Stelle (Lang 2003a) berichtet, hatte ein 14-jähriger Junge einen Wasch-, Ordnungs- und Kontrollzwang entwickelt, nachdem er mehr und mehr in eine inzestuös gefärbte Beziehung zur Mutter geraten war, die ihn »parentifizierte«, während der Vater zum von Mutter und Sohn nicht respektierten Außenseiter wurde. Wie bereits in der ödipalen Phase selbst ein Trieb-Abwehr-Konflikt zu einer Zwangssymptomatik führen kann, zeigt v. Klitzing (2003) eindrucksvoll am Fall des fünfjährigen Julius. Die libidinöse Besetzung der Mutter, die sich ständig in »Kämpfen«, Berührungen mit dem mütterlichen Körper ausdrückt, führt zur Abwehr dergestalt, dass der kleine Junge sich hartnäckig weigert, die als distanzierender Schutz dienenden Kleidungsstücke abzulegen, und wohl aus Schuldgefühlen heraus sein Genitale ständig so intensiv reinigt, dass es zu Verletzungen kommt, er es wohl so von den Spuren ödipaler Wünsche reinigt.

Solche ödipalen Triebregungen sind verpönt, rufen das »Überich« auf den Plan und müssen deshalb entsprechend abgewehrt werden – und dies geschieht nun gerade dadurch, dass eine *»Regression«* auf die der ödipalen Stufe vorgelagerte »anale« erfolgt. Dadurch wird verständlicher, dass es v. a. »anale« Inhalte sind, die das Zwangsgeschehen kennzeichnen, wie beispielsweise die bekannte anale Trias von »Ordnungsliebe (inkl. Sauberkeit), Sparsamkeit und Eigensinn« (Freud 1908). Im Eigensinn beispielsweise reflektiert sich auch die für Zwangskranke charakteristische Inflexibilität. »Die Triebregungen kreisen um anal-erotische Inhalte wie Besudeln, Beschmutzen und/oder um anal-sadistische Inhalte wie (...) Zerstören und Quälen; die Ambivalenz von Liebe und Hass ist nicht integriert« (Heinemann und Hopf 2012, S. 120). Insbesondere hat die für Zwangsgestörte oft typische »magische« Weltauffassung hier ihre Wurzeln. Bereits Gedanken können töten, schuldig machen, Unheil bringen, wiedergutmachen, verzaubern. Der »Rattenmann« (Freud 1909, S. 450) sprach deshalb bezeichnenderweise, wie schon erwähnt, von der »Allmacht der Gedanken«. Eine Armee kehrt nach ihrer Niederlage wieder in die alten Stellungen zurück, wie Freud es einmal formuliert hat.

Wie sehr Freud offensichtlich mit dieser Konzeptionalisierung der Zwangsneurose vor dem Hintergrund eines unbewussten Trieb-Abwehr-Konflikts richtig lag, zeigen viele Arbeiten der Vergangenheit wie auch der Gegenwart, sofern sie diesen Konflikt ins Zentrum rücken und hier vor allem die damit verbundenen Affekte, insbesondere aggressiver und sexueller Natur, thematisieren, verbunden mit der Angst, die dabei ausgelöst wird (u. a. Kutter 1976, Csef 1988, Quint 1988, Thomä u. Kächele 1988, Joraschky 1996, Lang u. Weiß 1999). Natürlich wurden Aggressivität und Sexualität, nicht selten in ihrer sadistischen Mischung und nicht selten zunächst kaschiert, auch von verhaltenstherapeutischer Seite thematisiert (so z. B. bei Baer 1998 oder bei Ambühl und Heiniger Haldimann 2005).

3.2 »Der gehemmte Rebell«

In der Nachfolge Freuds wurde der triebdynamische Aspekt zunächst um eine soziale Dimension erweitert und vertieft. Entwicklungspsychologische Erkenntnisse flossen hier unter anderem ein (Mahler et al. 1980). So z. B. durch den Sozialpsychologen Erikson, der in seinem soziologisch orientierten Phasenmodell den Grundkonflikt »Autonomie vs. Scham und Zweifel« als charakteristisch für die anale Phase ansetzte. Den Hauptakzent setzte er zunächst auf die Reifung des Muskelsystems inkl. der Reifung der Sphinkteren. Das erlaubt eine erste Form von Autonomie. Versagt dabei die Selbstkontrolle beispielsweise sowohl hinsichtlich der motorischen Expansion als auch bezüglich der Sphinkteren, stellen sich Gefühle von Scham und Zweifel ein. »Aus einer Empfindung der Selbstbeherrschung (...) entsteht ein dauerndes Gefühl von Autonomie und Stolz; aus einer Empfindung muskulären und analen Unvermögens, aus dem Verlust der Selbstkontrolle und dem übermäßigen Eingreifen der Eltern entsteht ein dauerndes Gefühl von Zweifel und Scham« (Erikson 1966, S. 78 f.). Werden die Tendenzen zur Autonomie und Selbstkontrolle durch einen überzogenen Erziehungsstil zu sehr restringiert, der selbst wiederum rigide Normvorstellungen gesellschaftlicher Provenienz spiegeln kann, besteht die Gefahr des Aufbaus eines »sadistischen« Überichs. Als polare Gegenbewegung gegen diese »Verordnung«, die sich beispielsweise in einer forcierten Erziehung zur Sauberkeit (sogenannte »Reinlichkeitsdressur«), Ordentlichkeit und Angepasstheit niederschlagen kann, finden sich dann Tendenzen zur Verschmutzungslust, zum Eigensinn und Protest (»Trotzphase!«). Diese müssen indessen ihrerseits abgewehrt werden, sei es aus Angst vor Liebesverlust oder Strafe, was wiederum zur Strenge des Überich beiträgt. So muss der Zwangskranke ständig seine »triebhaften Bedürfnisse« und entsprechenden Gefühle durch Abwehrmechanismen *»kaschieren«*, *»verschieben«*, *»isolieren«*, *»rationalisieren«* und *»ins Gegenteil verkehren«*, Andeutungen der Erfüllung *»ungeschehen machen«*, sich in magischen Ritualen rein waschen. Der von der Reinlichkeitsdressur Betroffene und sich im Inneren dagegen Auflehnende wird beispielsweise zum Sauberkeitsperfektionisten, der seine Hände in Unschuld wäscht. So ist das Verhältnis des Zwangsgestörten zur Ordnung, zunächst repräsentiert durch die primären Anderen, zutiefst ambivalent. Er unterwirft sich dieser Ordnung, gibt sich ihr gegenüber als überangepasst, und sogleich geht sein Streben dahin, diese Ordnung, von der er sich dressiert und kaserniert fühlt, zu beseitigen. Blockierungen von Autonomie- und Expansionsbestrebungen können bereits in der analen Phase ihre Wurzeln haben (zur Bedeutung der analen Phase siehe u. a. Zaudig u. Janssen 2006). »Spontaneität, Eigenwille, lebhafte Motorik müssen früh unterdrückt und mit Angst und Schuldgefühlen abgewehrt werden« (Hoffmann 1986). Vor allem »neoanalytische« Autoren (z. B. Schwidder 1954/55, Dührssen 1954, Quint 1976) haben dieses mögliche ätiologische Moment einer Einengung motorischer Expansionsbedürfnisse ausgearbeitet. Die für den Zwangskranken typische Handlungsstörung lässt sich schon hier ableiten (Quint 1988).

So zeigt der so strukturierte Zwangskranke ein Janusgesicht zwischen äußerer Fügsamkeit, verbunden mit Überordentlichkeit, Perfektionismus und latenter Aggressivität und Revolte. Strukturell kann man deshalb den Zwangsneurotiker als *gehemmten Rebellen* (Lang 1986a) bezeichnen. Neben dem *»klassischen« Über-ich-Es-Konflikt* findet sich so die Zwangsstörung vor allem durch den Konflikt *»Autonomie versus Fügsamkeit«* strukturiert. Bereits beim »Normalen« verrät sich, wie erwähnt, die »anale« Abkunft dieses Konflikts beispielsweise in der Fäkalsprache, die bekanntlich der Bevormundung und Dressur durch andere »trotzt«.

So berichtet Herr E. (vgl. Lang und Weiß 1999), der schon genannte 28-jährige Betriebswirt, dass die Eltern auf seine frühe Sauberkeit besonders stolz waren. Er galt als braves, überangepasstes Kind, das bei Eltern, Erziehern und Lehrern besonders beliebt war. Dem streng religiösen Weltbild der Mutter folgend, unterwarf er sich deren Vorstellung von Schuld und Beichte. Kritik an den Eltern war für ihn noch im Erwachsenenalter undenkbar, was mitunter zu Loyalitätskonflikten gegenüber der späteren Ehefrau führte. Werden nun diese innere Konflikthaftigkeit zwischen Überich- und Es-Ansprüchen, Autonomiestreben und Subalternität in einer aktuellen belastenden Situation aktiviert, kommt es zur manifesten Symptomneurose. So bestanden bei Herrn E. die ersten Zwangssymptome vor allem in Befürchtungen, dass Eltern und dann schnell generalisiert auch anderen Personen etwas zustoßen könnte, führte er nicht bestimmte Handlungen, wie Beicht- und Bußzwänge, durch. Sie exazerbierten massiv, als er vom Wohnort der Eltern wegzog, heiratete und selbstständig berufliche Verantwortung übernahm. Der jetzt aktualisierte Autonomiekonflikt wird anschaulich durch die Vorstellung der Mutter illustriert, er könne ja zur Not wieder »in ihr Nest zurückkehren«.

Werden nun also diese Ambivalenz und innere Konflikthaftigkeit in bestimmten *(auslösenden) Situationen* aktualisiert und akzentuiert, kann es zur manifesten Symptomneurose kommen.

Die ersten Zwangsgedanken und Zwangshandlungen der sehr »ödipal« an den Vater gebundenen 32-jährigen Bibliothekarin Sylvia O. traten auf, als sie 24-jährig das Elternhaus verließ und eine eigene Wohnung bezog. Die Zwangsbefürchtungen hatten unter anderem den Inhalt, der Vater sei Alkoholiker und würde sterben. Die offensichtlich um diese Ablösung entstandenen Schuldgefühle und Ängste rührten von dem Gedanken her, dass durch ihren Auszug der Vater »verwahrlose« und zu Tode kommen könnte. Sehr schnell fanden sich dann diese Befürchtungen generalisiert auf andere, z. B. Wohnsitzlose (Alkohol!), übertragen. So musste sie immer wieder kontrollieren, ob diese vom Tode bedroht seien, schließlich, dass überhaupt Menschen zu Tode kommen könnten.

Häufig findet man den »klassischen« Überich-Es-Konflikt mit dem für den »gehemmten Rebellen« charakteristischen Konflikt »Autonomie vs. Fügsamkeit« verschränkt. So bei der Bibliothekarin und Felix Leps: Für beide charakteristisch Eifersuchtshass auf den gleichgeschlechtlichen »ödipalen« Rivalen und zugleich starke Gefühle der Einengung des Nicht-loskommen-Könnens vom »geliebten« gegengeschlechtlichen »ödipalen« Partner, wobei gerade diese Beziehung insbesondere die »gehemmte Rebellion« strukturierte.

In der Strukturierung dieser Basiskonflikte und Auslösesituationen zeigt sich zugleich, folgt man der psychoanalytischen Phasenlehre, ein *»oraler«* Faktor. Denn die Wurzeln der Problematik von »Trennung« und »Verlust« fallen bereits in diesen Entwicklungsabschnitt. So rechnet man auch die Phantasie bzw. Tendenz, quasi alles haben zu können oder erledigen zu müssen, eher hierher, was zur bekannten Schwierigkeit vieler Zwangskranker führt, sich nicht entscheiden zu können, beinhaltet doch die Entscheidung für eine Option den Verzicht auf andere mögliche, womöglich bessere. »Thus obsessional thinking is developed as a defence against loss, an attempt within the psyche to create a situation where nothing is given up, symbolized by the alternating opposing thoughts which never got resolved« (Cooper 2000).

Psychodynamisch analog lässt sich das heute zu den Zwangsstörungen rechnende »Messie-Syndrom« verstehen. So litt, wie eingangs angedeutet, eine 52-jährige Angestellte an einem so ausgeprägten Sammelzwang, dass sie in der eigenen so vollgestopften Wohnung nur noch zusammengekauert schlafen konnte. Zugleich bot sie einen auffälligen, sie den ganzen Tag beschäftigenden Fotografierzwang. Festhalten, Vergänglichkeit ausschalten, darum geht es hier. Der Sammelzwang – auch er ein unbedingtes Festhalten-Wollen, ein Nicht-wegwerfen-, d. h. Nicht-verlieren-Können. In Kapitel 6 werden wir gesondert auf dieses Syndrom zurückkommen.

Im klassischen Konzept der Psychoanalyse fungiert eine Fixierung auf der analen Stufe bzw. eine Regression auf diese Phase als Grundbedingung. Der aktuelle Trend psychoanalytischen bzw. tiefenpsychologischen Verständnisses geht indessen dahin, diese Bedingung in ihrer Allgemeingültigkeit in Frage zu stellen und damit auch implizit über eine rein triebdynamische Explikation hinauszugehen – was allerdings bereits in der Phasenlehre Eriksons der Fall war. Jetzt rückt mehr der verzweifelte Versuch des Zwangskranken in den Vordergrund, quasi komplette Kontrolle über alles, was begegnet und was nicht voraussehbar ist, ausüben zu können. Von daher sind die bei Zwangskranken so auffällige Überbetonung alles Kognitiven und die Vernachlässigung, Unterdrückung alles »Emotionalen«

festzuhalten, die bis zum alexithymen Erlebnismodus (vgl. Vogt u. Schneider 1985) führt. Die Zwangswelt ist ein »Kosmos des Denkens« (Kläui 1996).

Die Problematik des *»verkopften Alles-unter-Kontrolle-haben-Müssens«* zeigt sich zugespitzt auf sexuellem Gebiet, worauf besonders die französische Psychoanalyse aufmerksam gemacht hat (Fink 1997, Verhaeghe 2008). Die sich hier einstellenden Emotionen, die Forderung, sich diesen auch überlassen und damit hingabefähig werden zu können, machen Angst und führen zu entsprechenden Gegenmaßnahmen.

Eindrucksvoll ist ein Fall, den die französische Psychoanalytikerin Colette Soler (1992) schildert. Regelmäßig trifft der Zwangspatient eine Frau, mit der er schläft. Doch das gelingt nur, wenn er genau vorausgeplant hat, dass in der Zeit, wo es zum Beischlaf kommt, eine andere Frau anruft. Er lässt dann nicht das Telefon läuten oder unterbricht seine sexuelle Aktivität, wenn er jetzt mit der anderen Frau spricht; ganz im Gegenteil, er telefoniert gerade dann, wenn er in seiner sexuellen Aktivität fortfährt. Es scheint einmal so, dass es unbedingt dieser kognitiven Komponente bedarf, um die Emotionen niederzuhalten, zum anderen, dass er zugleich sich und dem anderen demonstriert, nicht abhängig, nicht dem Begehren des präsenten Partners ausgeliefert zu sein. Ein Orgasmus führt für gewöhnlich, zumindest in Momenten, zu einem Aussetzen der Gedanken, zu einer Schwächung der kognitiven Komponente. Insofern nun der Anankast fortfährt, mit der anderen Frau zu telefonieren, ist die Gefahr gebannt, dass er als bewusstes, denkendes Subjekt, und sei es nur für Sekunden, »verschwindet«.

Der Zwangskranke schafft sich hier gewissermaßen, um die als bedrohlich angesehene mögliche Fusion in einer Dyade zu vermeiden, diese Art Triade in einer Form der »Ménage à trois«. Das Zwangssystem selbst kann dann mehr oder weniger den »neutralisierenden Dritten« ersetzen und dadurch den Partner auf Distanz halten. Denn auf Distanz kommt es dem Zwangsneurotiker und Anankasten an. So verwundert es nicht, dass Freud »als eines der ältesten und fundamentalsten Gebote der Zwangsneurose das Tabu der *Berührung«* in den Mittelpunkt rückt.

»Wenn man sich die Frage vorlegt, warum die Vermeidung von Berührung, Kontakt, Ansteckung in der Neurose eine so große Rolle spielt und zum Inhalt so komplizierter Systeme gemacht wird, so findet man die Antwort, dass die Berührung, der körperliche Kontakt, das nächste Ziel sowohl der aggressiven wie zärtlichen Objektbesetzung ist. Der Eros will die Berührung, denn er strebt nach Vereinigung, Aufhebung der Raumgrenzen zwischen Ich und geliebtem Objekt. Aber auch die Destruktion, die vor der Erfindung der Fernwaffe nur aus der Nähe erfolgen konnte, muss die körperliche Berührung, das Handanlegen voraussetzen« (Freud 1926, S. 152).

So wird verständlich, dass die Befürchtung, sich zu kontaminieren oder sich schon kontaminiert zu haben, wie zum Beispiel bei Herrn E. mit AIDS und Tollwut, ein häufiges Symptom ist. Wenn der 38-jährige Filialleiter nach dem Verkehr den Arm um den Hals seiner Frau legt und sich ihm plötzlich der Impuls aufdrängt, den Hals zusammenzudrücken, lässt sich in dieser Szene einerseits der Versuch verstehen, auf eine radikale Distanz zu gehen; andererseits ist dieser Antrieb der Ausdruck eines »gehemmten Rebellen«, sofern er sich von der Ehefrau und deren Familie unterdrückt und kaserniert fühlt, er die Rolle des fünften Rads am familiären Wagen zu spielen hat. Entsprechend dann die erwähnten mannigfachen Abwehrmaßnahmen.

Die bei diesem Patienten gegebene Psychodynamik wirft vielleicht auch ein Licht auf sein Symptom, sich beim Autofahren ständig umsehen und umkehren zu müssen, in der Befürchtung, einen Menschen überfahren und Unfallflucht begangen oder einem Verunfallten keine Hilfe geleistet zu haben. Allgemein könnte man zunächst sagen, dass viele Menschen im Auto weniger aggressionsgehemmt als sonst begegnen und das Auto zu einer Waffe werden kann. So zum Beispiel bei einer von mir behandelten Borderline-Patientin (Lang 2000b, S. 167ff.). Als auf einer Rheinbrücke das vor ihr fahrende Auto trotz Lichthupe und Horn nicht von der Überholspur wich, rammte sie dieses kurzerhand. Einen solchen Impulsdurchbruch findet man gewöhnlich beim Zwangsneurotiker gerade nicht. Hier bleibt es bei der »psychischen Realität«, der aggressiven Phantasie. So auch bei Dr. S., dem 39-jährigen Psychologen. Bei ihm fehlt leider eine entsprechende Analyse. Zu lesen ist nur, dass sein Zwang etwas mit Aggressivität zu tun habe.

Bei unserem Filialleiter könnte eine ödipale Problematik eine Rolle spielen, die sich dann plötzlich auf diese Weise manifestierte. Zum Vater bestand bei diesem Liebling der Mutter eine ödipale Rivalität. Als er zehn Jahre alt war, kam der Vater durch einen Verkehrsunfall ums Leben, bei dem der Unfallverursacher Fahrerflucht beging und nie ausgemacht wurde. Erste Zwangshandlungen traten in der Pubertät in Form eines Zwangsbetens auf, als er sich in der Kirche magisch von den Brüsten der Madonna angezogen fand und sich zugleich die

Vorstellung aufdrängte, sie zu vergewaltigen. Der Unfalltod des Vaters fällt in den Beginn der Reaktivierung der ödipalen Phase und kann so alte Schuldgefühle reaktivieren. Bezeichnend jedenfalls jetzt, dass es zum Ausbruch der Zwangssymptome des Sich-Vergewisserns, dass er niemanden überfahren habe, dann kam, als er selbst ein parkendes Auto »geschrammt« und Fahrerflucht begangen hatte.

Hinter dem Symptom des Nachschauenmüssens und Ausräumens von Gefahrenquellen zeigen sich aggressive Zwangsgedanken, wie sie in ödipalen Todeswünschen ihre Wurzel haben können. Die Abwehr libidinöser wie auch aggressiver Regungen – beim Zwangsneurotiker sind diese häufig ununterscheidbar verschmolzen (vgl. Lang 1986 a) – zeigt dann auch das Zwangsbeten, wobei die Madonna mit als Übertragungsgestalt der Mutter fungieren kann. So thematisieren und konkretisieren die Zwangsgedanken und mörderischen Impulse des 38-jährigen Patienten die aggressive und libidinöse Seite. Die darauf folgende Handlung des Nachschauenmüssens und Ausräumens von Gefahrenquellen stellt den Versuch dar, diese Bestrebungen »ungeschehen zu machen«.

Spezifisch scheint hier die *Auslösesituation* bei der Bibliothekarin hinsichtlich dieser Autostraßensymptomatik zu sein. Es ging in der Bibliothek um das Problem der neuen Sektionsverteilung für das kommende Arbeitsjahr. Obwohl die Reihe an der Patientin war, eine interessantere Sektion zu erhalten, wagte sie es nicht, sich gegen eine ältere Kollegin zu behaupten, die erneut diese Sektion beanspruchte. Bei der Durcharbeitung dieser Problematik stellte sich heraus, dass ihre Zwangsbefürchtungen, jemanden überfahren zu haben – mit der Folge, dass sie sich deshalb durch entsprechende repetitive Zwangshandlungen vom Gegenteil zu überzeugen hatte, auch Ausdruck dessen waren, dass sie die Kollegin zu »überfahren« fürchtete. Letztlich glaubte sie in ihren unbewussten Ängsten und in ihrem für Zwangskranke typischen magischen Denken, das könnte jetzt tödlich enden, und entsprechend war ihre Hemmung, auf ihr legitimes Recht zu pochen.

In seiner Symptomproduktion regrediert der Zwangsneurotiker auf ein magisches Weltbild. Würde sie die Kollegin »überfahren«, das heißt sich durchsetzen, wäre das mit einem konkreten »Überfahren« gewissermaßen identisch. Den Zwangsbefürchtungen/Zwangshandlungen lag ein massives Schuldbewusstsein zugrunde, dieses Schuldbewusstsein stammte aber offensichtlich aus einem ganz anderen Bereich als dem, der im Zwang selbst thematisch war: dem beruflichen

Bereich zwischenmenschlicher Auseinandersetzung. Das Wort »überfahren« bildet die Brücke, den »sprachlichen Knotenpunkt« (Lacan 1966) zwischen diesen beiden Bereichen. Es ist der psychisch-unbewusste Mechanismus der »Verschiebung« vom eigentlich bedeutsamen auf einen anderen, weniger bedeutsamen, weniger verfänglichen Bereich, der den seelischen Vorgang der Zwangsneurose strukturiert. Das hatten wir ja schon zu Beginn der Darstellung des »klassischen Konzepts« gesehen.

Zu fragen wäre auch, ob nicht die gerade den Zwangscharakter kennzeichnende Hypermoralität und die ihr assoziierte Inflexibilität Kontrolle und damit Distanz ermöglichen. Mit Verhaeghe (2008) wäre zu bedenken, ob nicht das ubiquitäre Schuldgefühl insofern angstbindend und distanzschaffend dadurch wirkt, als es die Illusion eigener Kontrolle verschafft. »If only I hadn't done that, it wouldn't have happened« (S. 387). Es wäre weiter zu fragen, ob übliche Kontrollzwänge, ob Türen, Fenster, das Auto etc. abgeschlossen sind, gerade dahin intendieren, den anderen auf Distanz, »draußen« zu halten.

> So waren diese typischen Zwänge bei einer heute 55-jährigen Frau bis in die Kindheit zurückzuverfolgen. Ab ihrem zehnten Lebensjahr begann ein mehrere Jahre dauernder sexueller Missbrauch durch den Mann ihrer älteren Schwester. Der Schluss drängte sich auf, dass hier eine Externalisierung auf äußere Verhältnisse vorlag, Externalisierung hinsichtlich dessen, den eigenen Leib »verschlossen« zu halten, den Missbraucher »draußen« zu lassen. Auch der Zwang, ständig zu kontrollieren, ob der Herd abgeschaltet sei, ließe sich nicht nur als Fremdschädigungsbefürchtung denken, steht der Herd doch für die eigene Wohnung, das eigene Zuhause. Wagners Walküre beginnt mit »Wes Herd dies auch sei, hier muss ich rasten«.

Es sind offensichtlich tiefe Ängste vor Ohnmacht und »Vernichtung«, die zur exzessiven Kontrolle als zwangsneurotischem Versuch der Stabilisierung führen.

> »Zwang sichert das Subjekt vor ständig andrängenden, Unruhe stiftenden Impulsen. Wie abstrus und magisch die Ordnung, die der Zwang stabilisiert, auch erscheinen mag, sie sichert vor einer ins Chaos tendierenden Überschwemmung anders nicht kontrollierbarer Impulse. Zwang scheint so ein fundamentales Sicherungsbedürfnis des Menschen zu erfüllen. In seiner Doppelgesichtigkeit von ständig unruhestiftenden Impulsen und entsprechend repetitiver Abwehr ermöglicht der Zwang zugleich ständige Rebellion und ste-

> tige Bewahrung, sichert der Zwang diese Ordnung und somit das Subjekt selbst. Zwang als Versuch, Zweifel zu beseitigen, ist dergestalt auch immer Ich-Sicherung« (Lang 2000c, S. 358).

Traditionell wie auch heute noch, vor allem in der französischen Psychoanalyse, wird eine zwanghafte Charakterbildung als Voraussetzung für die Entwicklung einer Zwangsneurose gesehen. Sofern nun aber Zwang ein fundamentales Sicherungs- und Kontrollbedürfnis erfüllt, wird verständlich, dass neben der zwanghaften Persönlichkeit auch die übrigen Charaktere, die sich in Cluster C (DSM-IV) finden, mit einer Zwangsstörung assoziiert sein können, lassen sie sich doch auf den Nenner »ängstlich, unsicher und gehemmt« bringen. Die zwangsneurotische Symptombildung stellt einen Kompromiss zwischen Es-Impulsen und Über-ich-Forderungen dar und entschärft auf diese Weise, wie sich auch der »Autonomie-Abhängigkeits-Konflikt« in der »gehemmten Rebellion« neutralisiert findet. Sie bindet so generell Angst, die aus diesen Konflikten resultiert, wie auch aus der Aktualisierung primärer Traumata, vor allem narzisstischer Wunden, und sichert so die weitere Existenz, erlaubt Kontrolle, Verarbeitung »unversöhnlicher Zwiespältigkeiten« (Thomä und Kächele 1988) – wenn auch auf pathologische Weise.

Von daher ist zu fragen, wie es mit dem *Zusammenhang von Zwangsstörung und narzisstischer Persönlichkeit* steht. Nicht nur, dass es mit der zwanghaften Persönlichkeit Gemeinsamkeiten, wie zum Beispiel den »Zwang« zur Perfektion gibt, vor allem scheint die »larvierte« Kehrseite dieser Persönlichkeitsartung relevant, sofern sie sich in Merkmalen wie Unsicherheit, Abhängigkeit, hoher Kränkbarkeit und massiver Selbstwertproblematik manifestiert. Zwang kann auch hier (neben den überkompensierenden problematischen Größenideen) stabilisieren, »sichern«. Bürgy (2000) hat beispielsweise anhand eindrucksvoller Fallskizzen zeigen können, wie ein Zwangssyndrom, sofern es eine *Nähe-Distanz-Problematik* austariert, eine ursprünglich fehlende Bindungssicherheit herstellen kann. Das narzisstisch-protektive Moment des Zwangs kann sich nicht zuletzt als Barriere, als »Ventilfunktion« gegenüber der sonst überbordenden narzisstischen Wut erweisen.

> Der 24-jährige Kunststudent träumte davon, ein allseits großer, bewunderter Maler zu sein; von anderen wird er indessen als arrogant und überheblich erlebt (»Ich tue alles, um mich in den Vordergrund zu spielen«). Gleichzeitig fühlt er sich als Außenseiter, hasst es, von anderen abhängig zu sein, ihrer Anerken-

nung zu bedürfen, hat ständig Angst, von anderen ausgelacht, beschämt zu werden, als minderwertig zu gelten. Dumpf spüre er eine Wut, doch diese drückt sich offensichtlich viel deutlicher in zunehmenden Zwangsgedanken und Zwangsimpulsen aus – so der aktuellen Freundin, wenn er sie im Arm hält, »das Genick zu brechen«, andere erstechen oder vor einen Zug stoßen zu müssen. Er wisse, dass diese Vorstellungen unsinnig seien, könne sie aber nicht verhindern. So ängstigend auf der einen Seite diese Zwangsgedanken sein mögen, stabilisieren sie doch offensichtlich auf der anderen Seite, sofern »Aggressivität« aus Gefühlen der Ohnmacht herauskatapultiert, antidepressiogen wirken kann. Der Verlauf der frühen Sozialisation macht diese neurotische Entwicklung verständlich: Aufgewachsen in einem Elternhaus mit fehlender Anerkennung, rigider Einschränkung kindlicher Autonomiebedürfnisse und »Zwang«, aggressive Gefühle von früh an unterdrücken zu müssen, entwickelt sich eine sowohl zwanghafte wie narzisstische Problematik der Persönlichkeitsartung, wobei dann später diese Problematik in entsprechenden Übertragungen (z. B. hinsichtlich der Freundin) Ausdruck findet.

Nach wie vor leben wir im »Zeitalter des Narzissmus«. Ehrenberg (2011) konstatiert eine rapide Zunahme nicht nur von depressiven Erkrankungen, sondern auch von narzisstischen Persönlichkeitsstörungen. Ein Zusammenhang mit der Zwangsstörung würde mit erklären, weshalb heute die Zwangsstörung die vierthäufigste psychische Erkrankung ist. Das wäre auch im Hinblick auf die häufige Komorbidität mit depressiven Symptomen zu bedenken, kann doch hier, wie an anderer Stelle (Lang 2011b) ausführlich dargelegt, Zwang autoprotektiv wirken. Wir werden in Kapitel 5.2 (S. 72 ff.) eigens noch auf diesen Zusammenhang eingehen.

Der so entstandene Krankheitsgewinn trägt entscheidend zur Aufrechterhaltung der Zwangserkrankung bei. Es ist klar, dass dieser »Gewinn« bzw. diese »Funktionalität« zuallererst zu berücksichtigen ist, wenn es um den therapeutischen Ansatz geht.

Zunächst seien aber noch einmal wesentliche Punkte in einer *struktural-analytischen* Perspektive herausgearbeitet und zusammengefasst:

Im Unterschied zum Tier, das kraft seiner Instinkte in seine jeweilige Umwelt eingebunden ist, erscheint der Mensch als instinktarm. Dergestalt mit einem fundamentalen Mangel (Herder 1772, Gehlen 1940, Lacan 1966, Wyss 1973) ausgestattet, ist er a priori auf Kommunikation angewiesen (Wyss 1976), innerhalb deren seine Integration in eine spezifische menschliche Ordnung mit ihren Normen und Regeln möglich wird – eine Ordnung, die jetzt anstelle der animalen Instinktregelung dem Menschen Orientierung geben soll. Mittler in diesem Prozess individueller Sozialisation sind die primären Anderen. Sie treten von vornherein als Repräsentanten dieser Ordnung auf, die wir auch Kultur- oder Sprachgemeinschaft nennen können. In diese humanspezifische Ordnung – »ordre symbolique« im Sinne von Lévi-Strauss (1958) und Lacan (1966) – fließt nun das ein, was wir Triebe nennen, so früh indessen, dass wir einem Trieb als Wesen per se nicht begegnen. Die sogenannten Partialtriebe der oralen und analen Phase sind deshalb Abstraktionen. Denn wo immer Triebhaftes erscheint, ist es verwoben in Kommunikationsprozesse, artikuliert in symbolischen Verweisungszusammenhängen. Im Hinblick auf die Diskussion dieses grundlegenden Zusammenhangs darf ich auf Müller-Pozzis »Eine Triebtheorie für unsere Zeit« (2008) wie auch auf Pagels Überlegungen, Lacan kommentierend, über »Trieb und Sexualität in der Engführung des Signifikanten« (Pagel 1989, S. 77 ff.) verweisen. »Für den Menschen«, schreiben Bräutigam und Christian, »bleibt vom ersten Saugen an der Brust der Mutter Nahrungsaufnahme ein *kommunikativer* Akt zwischen Kind und Mutter, Kind und Familie, Kind und Umwelt« (1973, S. 242). Menschliche Bedürfnisse sind Forderungen an den anderen, an einen anderen, der spricht und deshalb auf diese Bedürfnisse nicht nur reagiert, sondern »antwortet« und auf diese Weise diesen Bedürfnissen erst Orientierung gibt.

Lesen wir Freud in diesem Zusammenhang, so wird deutlich, dass bei ihm der Mensch, wenn auch manche Interpretamente biologistisch anmuten mögen, als kommunikativ-geschichtliches Wesen betrachtet wird. Hierzu möchte ich auf meine früheren Ausführungen (1973) hinweisen und gleichzeitig an eine Passage aus den »Drei Abhandlungen« erinnern, in der Freud bei der Beschreibung der hier besonders interessierenden analen Phase den Darminhalt wie folgt definiert: »Er wird offenbar wie ein zugehöriger Körperteil behandelt, stellt das erste ›Geschenk‹ dar, durch dessen Entäußerung die Gefügigkeit, durch dessen Verweigerung der Trotz des kleinen Wesens gegen seine Umgebung ausgedrückt werden kann« (1905b, S. 87). Mit einer solchen Bestimmung des Kotes als »Geschenk« wird dessen biologische Ebene transzendiert, befinden wir uns auf der Ebene des »Gebens« und »Nehmens« und somit, folgen wir Lévi-Strauss (1958), auf der Ebene elementarer mitmenschlicher Kommunikation. Der Kot wird zum Symbol, »Sprechelement«, in einem »Gespräch«, das zwischen dem kleinen Menschenwesen und seinen signifikanten Anderen spielt. Entscheidend ist nun, wie diese Art elementarer Kommunikation sich vollzieht, Natur sich »vergeschichtlicht« findet, humanspezifisch geregelt wird. Eine erste Regelung stellt das Inzestverbot dar. Von daher ist es nicht verwunderlich, dass Ethnologen dieses Verbot als schlechthin universal geltendes Gesetz betrachten. Was Freud unter dem Stichwort »Ödipuskomplex« beschrieb, stellt seine subjektive Realisierung dar. Eine verwandte Strukturierung lässt sich in anderen Kulturen z. B. in Form des »Avunkulats« finden. Diese Strukturierungen stellen indessen nur eine subjektive Besonderheit des umfassenden Zusammenhangs der Einfügung des menschlichen Lebewesens in die humanspezifische Kultur mit ihren Gesetzen dar. Und dieser Prozess erfolgt, um es zu wiederholen, unter Vermittlung der primären Anderen. Entscheidend ist dabei, wie sich diese Einfügung gestaltet und welche Auswirkungen sie hat.

Ein mögliches Ergebnis dieser Einfügung, »Verordnung«, stellt die Zwangsneurose dar. Die konkrete Ordnung der Menschenwelt begegnet hier zum Beispiel in einer zu frühen und zu rigiden Sauberkeitsdressur und Einengung der motorisch-expansiven Entfaltung durch die primären Anderen. Lässt sich in der oralen Phase vom Anspruch *an* den Anderen sprechen – das Kind will etwas von der Mutter –, will jetzt in der analen der Andere etwas vom kleinen Subjekt. »Später, sobald der Anspruch *an* die Mutter sich in einen Anspruch *der* Mutter verkehrt, gibt es dieses Objekt, das sich das Skybalon nennt« (Lacan 2010/11, S. 91). Interessante ätiologische Hypothesen hat Drewermann aufgelistet. Nur Leistung verschafft Daseinsberechtigung:

> »Wenn es dich schon gibt«, so kann man die Mikrotraumen der Erziehung in der Kindheit zusammenfassen, »dann musst du fleißig, gehorsam, tüchtig, ordentlich, ganz und gar anspruchslos, korrekt, ein Muster und ein Stolz deiner Eltern sein; und fang mir bloß nicht an, eigene Wünsche und Bedürfnisse zu haben! Dafür haben wir, deine Eltern, keine Zeit, kein Geld, kein Herz. Du darfst nur sein, wenn du tust, was du tun musst, und du musst tun, was die Großen dir sagen.« – »Reden dieser Art sind die beste peristatische Bedingung für eine anankastische Entwicklung« (Drewermann 1992).

Natürlich spielt der *familiäre Gesichtspunkt* in der Genese der Zwangserkrankung eine zentrale Rolle. Es wäre grundsätzlich falsch, einen psychodynamischen Ansatz auf einen intrapsychischen Fokus zu reduzieren. Er muss nicht minder interpersonell ausgerichtet sein als ein familientherapeutisch-systemischer Ansatz. Beide gehen hier zweifellos ineinander über. In meinem Buch »Die strukturale Triade und die Entstehung früher Störungen« habe ich das in aller Breite für die im Titel genannten »frühen Störungen« ausgeführt: »Die Familie ist der primordiale Sozialraum, der von der frühen Kindheit bis zur Pubertät, Adoleszenz und beginnenden Reifezeit zentral auf den Werdenden einwirkt« (Lang 2011a, S. 13). Die Einbeziehung der Familie selbst in die Therapie ist natürlich besonders bei kindlichen Zwangsstörungen gefordert. Im Abschnitt »Paar- und Familientherapie« im Therapie-Kapitel (S. 116 ff.) wird ausführlich anhand eines Fallbeispiels auf diesen zentralen Gesichtspunkt eingegangen. Wenn dabei, wie auch nicht selten sonst, die ödipale Problematik eine zentrale Rolle spielt, ist zugleich mitzusehen, dass die sexuelle Komponente keineswegs isoliert zu betrachten ist. Es gilt vielmehr, wie in »Die strukturale Triade und die Entstehung früher Störungen« ausgeführt (S. 52), sie in das Ganze eines Daseinsgeschehens einzuholen, das wir als ein Erstarren in der Mutter-/Vater-Kind-Relation kennzeichnen können. So richtet sich das Inzestverbot auch gegen die Neigung des Menschen, die (problematische) infantile Geborgenheit der Familie beizubehalten; so kann der »Wunsch nach symbiotischer Verbundenheit (…) nicht selten im Bild der sexuell-inzestuösen Vereinigung« (Stolze 1976) erscheinen.

Generell ließen sich von einem psychodynamisch orientierten familientherapeutischen Gesichtspunkt aus vorrangig *zwei polare Konstellationen* herausarbeiten. Der Erziehungspraktik fehlt es an Empathie, der elterliche Bezug zum Kinde ist eher geprägt von Kritik und Bestrafung. Mit B. Hofmann und N. Hoffmann lässt sich formulieren: »Die elterliche Erziehung scheint nicht selten sehr kritisch und eher bestrafend zu sein. Dadurch reagieren die Patienten mit einer hohen Bestrafungssensitivität in sozialen Situationen, beobachten vermehrt sich selbst und nutzen nicht eine angemessene metakognitiv-holistische Perspektive beim Handeln, vor allem in emotional stark belastenden Situationen (…). Sehr persönliche, zu enge Kategorien von Strukturen« (2005, S. 91) sind hier vorherrschend. »(…) Das Kind muss sich den rigiden Vorstellungen seiner Bezugspersonen fügen« (Nock 2008, S. 59). Dieser Ausrichtung polar entgegengesetzt ist ein »überprotektives Verhalten«, das nicht minder als das »überkritische« eine altersgemäße Autonomisierung untergräbt, Ängstlichkeit und Verunsicherung fördert. Die familiären Konstellationen erinnern hier an das »High-Expressed Emotion«-Konzept, das ebensowenig wie die »Double-Bind-Konzeption«, wie anfänglich gesehen, auf die schizophrene Psychose spezifisch eingegrenzt werden kann (vgl. Lang 1986b). »Im Hinblick auf das (…) Hin-und-her-Gerissensein des Anankasten ließen sich (hier) mögliche Erklärungsansätze (…) ableiten« (Nock 2008, S. 60 f.). Fortwährend kommunizierte inkongruente Botschaften können zu massiver Verunsicherung, Entscheidungsnotstand und Ambivalenz führen. Wie bei »schizopräsenten« Patienten (vgl. Stierlin und Lang 1978) kann es zu einem »Missionskonflikt« dergestalt kommen, dass vom Delegierten verlangt wird, »draußen«, »extrafamiliär« elterliche Größenideen zu realisieren, zugleich aber das rigide Gebot ergeht, innerfamiliär zu verharren. Gegenüber dem Schizophrenen hat allerdings der Zwangsgestörte die Möglichkeit, dass er »im Geheimen« gegen eine solche widersprüchliche Delegation, wie überhaupt gegen die elterliche Aufoktroyierung, versteckt opponieren, rebellieren kann. So vermag die Zwangssymptomatik zur Sicherung der eigenen Autonomie beizutragen, ja, gewissermaßen den Spieß umzudrehen. Vermittels »seines« Zwangs kann der Betroffene jetzt selbst Kontrolle ausüben, die Bezugspersonen zwingen, nach den Regeln des Zwangs zu agieren (vgl. Nock 2008, S. 62; Tominschek und Schiepek 2007).

In Verbindung mit dem Begriff des »gehemmten (bzw. geheimen) Rebellen« hat Rehberger detailliert auf mögliche ätiologische Familienkonstellationen hingewiesen. Unter dem Titel »Entwicklungsstörungen« beschreibt er, wie bestimmte Beziehungskonstellationen zu einem Zwangs- bzw. Messie-Syndrom führen können. So beim »vernachlässigten Kind«, dem »emotional leeren Kind«, dem »innerlich gespaltenen Kind«, dem »gezwungenen und aversiven Kind«, dem »gezwungenen und depressiven Kind« etc. (Rehberger 2007).

Unter Rekurs auf Kandels (2006) Begriff des »prozeduralen« Unbewussten führt Rehberger weiter aus, dass charakteristische Verhaltensmuster zu einem guten Teil in der anamnestischen Frühentwicklung unbewusst gebildet werden. Als Teil nun des »prozeduralen« Unbewussten können dann entsprechende Interaktionserfahrungen *im Sinne der erzieherischen Ziele* und ihnen *entgegen* sich herausbilden (S. 118). So entwickelt sich das prozedurale Muster folgsam zu sein, folgsam sein zu sollen, folgsam sein zu müssen und zugleich der Widerspruch zum aversiven Zuwiderhandeln. Letzteres kann sich nun in mannigfacher Weise Ausdruck verschaffen, so beispielsweise im notorischen Zuspätkommen, in einem zwanghaften Widersprechen, im zwanghaften Unterlassen, im »Jetzt-nicht-Muster«, im Messie-Syndrom (siehe Kapitel 6).

Zwei Beispiele aus den »Bemerkungen über einen Fall von Zwangsneurose«, der Krankengeschichte vom »Rattenmann«, können das illustrieren. Am Tage, als seine Geliebte abreiste, stieß der Rattenmann mit dem Fuß gegen einen auf der Straße liegenden Stein und »*musste* ihn nun auf die Seite räumen, weil ihm die Idee kam, in einigen Stunden werde ihr Wagen auf derselben Straße fahren und vielleicht an diesem Stein zu schaden kommen, aber einige Minuten später fiel ihm ein, das sei doch ein Unsinn, und er *musste* nun zurückgehen und den Stein wieder an seine frühere Stelle mitten auf der Straße legen (Freud 1909, S. 412). Ein andermal, wenn er wieder in Bezug auf die Geliebte beten

> will »›*Gott schütze sie*‹, so stürzt plötzlich aus dem Unbewussten ein feindseliges einfaches ›*nicht*‹ dazu heraus« (ebd., S. 458).

Wie aus dem Unbewussten des Körpers ein »rebellisches« Zwangssymptom plötzlich hervorstürzen kann, zeigt eindrucksvoll eine Fallskizze Doßmanns (2014):

> Der Endfünfziger, ein Baureferent mit typischer anankastischer Persönlichkeitsstruktur (pedantisch-perfektionistisch, entscheidungsschwach, aggressionsgehemmt – s. nächstes Kapitel) fand sich mehr und mehr in seinen Aufgaben der Koordination von oft strittigen Bauvorhaben zwischen staatlichem Auftraggeber und entsprechenden Baufirmen überfordert. Plötzlich, inmitten der entsprechenden Konferenzrunde, entfahren ihm den ganzen Raum ausfüllende röhrende Rülpser, so dass alle irritiert aufschrecken.

Hat sich schon in der frühen Entwicklung ein *basales aversives prozedurales Muster des »Zuwiderhandelns«* entwickelt, gerät das Kind und später auch der Erwachsene in einen krassen inneren Widerspruch. Der davon Betroffene wird in den gleichen Situationen die »erzieherischen Ideale spontan erfüllen *und* nicht erfüllen wollen« (Rehberger 2007, S. 121). Ein Beispiel aus dem Nachfolgebuch Rehbergers »Selbsthilfe für Messies« kann noch einmal diesen Ansatz verdeutlichen:

> Herr A., zu früh getrennt und entwöhnt, entwickelt ein unsicheres Bindungsmuster und verhält sich in der Folgezeit aufgrund der Strenge, mit der er behandelt wird, bewusst oft angepasst und untertänig. Deshalb kann er nicht lernen, nein zu sagen und sich entschieden abzugrenzen. Unter dem Druck einer außerordentlich verfrühten Reinlichkeitsdressur in der Babyzeit hat er gleichzeitig den Charakterzug entwickelt, spontan allen Erwartungen, Aufgaben und eigenen Vorhaben zuwiderzuhandeln. So macht er das Erwartete oder das Geforderte auch ohne klares Nein häufig nicht. »So ist er bewusst untertänig, angepasst, ausgesucht höflich, freundlich und gleichzeitig unbewusst oder heimlich rebellisch« (Rehberger 2013, S. 163 f.).

Methodologisch ist indessen zu beachten, dass sich diese *genetischen Zusammenhänge* zumeist aus den Erinnerungen der Patienten ergeben. Sie bleiben insofern Konstrukte, in deren Bildung die theoretischen Vormeinungen des neurosenpsychologisch ausgebildeten Therapeuten mit eingehen. Hierzu gehört das, was Verhaltenstheoretiker als »verbale Konditionierung« bezeichnen, sofern der Patient jenes zu verbalisieren lernt, was im Erwartungshorizont des Therapeuten liegt. Dabei ist auch immer zu beobachten, dass es, bedingt durch konstitutionell-hereditäre Faktoren, schon früh zu einer »neurotischen Sinnentnahme« (Bräutigam 1981) durch eine »subjektive Bedeutungssetzung« eines Patienten kommen kann. Eine erbgenetische Komponente der Zwangsneurose machen die jüngsten Ergebnisse der Zwillingsforschung wahrscheinlich. So braucht bei angeborenen stark neurotischen Tendenzen eine strenge Anforderung und motorisch einschränkende Erziehung das Maß des Normalen kaum zu überschreiten, gleichwohl kann es zu einer zwanghaften Verarbeitung kommen.

Die *Ätiologie* der Zwangsstörung ist zweifellos komplex. Das klassische Konzept der Psychoanalyse findet sich, wie dargestellt, heute entscheidend erweitert. Die Einbeziehung komorbider Syndrome wie Persönlichkeitsstörungen und Psychosen trug sicherlich dazu bei. So rückte der Gesichtspunkt möglicher *früher Traumatisierungen* mit in den Fokus der Betrachtung. Ich habe anderenorts (Lang 2006) dargestellt, wie eine Zwangsstörung mit EMDR (Eye Movement Desensitization and Reprocessing) geheilt werden konnte. Im Therapie-Kapitel (S. 102 ff.) ist darauf zurückzukommen. Frühe Traumatisierungen können zur Bildung einer eher fragilen Persönlichkeit geführt haben, die dann sowohl eine Zwangsstörung als auch eine anankastische Persönlichkeitsstörung oder beides als Gegenregulans, als Abwehrformation hervorrief. So braucht natürlich auch aus psychoanalytischer bzw. tiefenpsychologischer Perspektive eine Zwangsstörung nicht schon eine entsprechende Disposition vorauszusetzen, die ihre Wurzeln in der frühen Kindheit hat. Ähnlich, wie eine depressive Reaktion nicht unbedingt eine prämorbide Strukturierung im Sinne des »Typus melancholicus« (Tellenbach 1983, Lang 2000 b) mit entsprechenden Sozialisationsbedingungen voraussetzt, sondern die »pathologische« Antwort auf eine massive aktuelle Traumatisierung (z. B. Verlust eines Kindes) sein kann, so kann natürlich auch ein Zwangssyndrom »anspringen«, wenn sich plötzlich die Persönlichkeit mit einer massiven Fragilisierung konfrontiert findet.

Keine Frage, dass bei Erforschung und Therapie der Zwangsstörung eine biopsychosoziale Betrachtungsweise gefordert ist, es sich beim Zwang ätiologisch gesehen um ein *biopsychosozial* determiniertes Geschehen handelt. Die Suche nach *neurobiologischen Markern* zentriert sich v. a. auf die Bedeutung der Transmittersysteme; daneben wurde mit modernen bildgebenden Verfahren auf funktionelle und neuroanatomische Veränderungen im Bereich des Nucleus caudatus, des orbito-frontalen Cortex und andere Hirnareale hingewiesen. »Ein umfassendes Netzwerkmodell steht«, wie Tominschek und Schiepek ausführen, »bislang allerdings noch aus. So konnte bisher z. B. nicht geklärt werden, ob die Veränderungen in den cortico-striato-thalamo-kortikalen Regelkreisen ätiologisch ursächlich sind oder ob es sich um kompensatorische Prozesse handelt« (2007, S. 139).

Ein Ursache-Wirkungs-Zusammenhang kann mithin nicht abgeleitet werden; es lässt sich nur von störungsassoziierten Korrelaten sprechen. In der Perspektive des systemischen Ansatzes lässt sich so formulieren: »Die Frage nach Ursache und Wirkung im Sinne linearer Kausalität ist in sozialen Systemen zu kurz gegriffen, denn es ist von einer Rekursivität sozialer Prozesse auszugehen« (Schweitzer und Schlippe 2006). Denn bei allen organischen Befunden bleibt die Frage offen, was Ursache, was Folge ist. Psychosoziale Traumata können ihre organischen Narben hinterlassen und Psychotherapie selbst kann organische Korrelate wiederum verändern (Schwartz 2000, Grawe 2004). Bereits Freud hatte auf die Bedeutung konstitutioneller Faktoren bei der Entstehung der Zwangsneurose hingewiesen. Das Nächstliegende scheint die Annahme einer Ergänzungsreihe von psychosozialen, genetischen und organischen Faktoren zu sein. Über das Maß der Verteilung könnte das Maß der Therapierbarkeit Auskunft geben. Allerdings ist immer darauf hinzuweisen, dass, wie Chessick (2000) anmerkt, »der Erfolg bestimmter Medikamente, wie Clomipramin oder auch Fluoxetin, sofern sie Besserung mit sich bringen, nichts über die Ätiologie der Zwangsstörung aussagt«. Pharmakologische »Response« liefert noch keine definitive Antwort zur Frage der Ätiologie oder Pathogenese. Allein, dass kritische Lebensübergänge zur Auslösesituation für eine Zwangsstörung werden können, dass sehr häufig die Manifestation einer Zwangsstörung an Schwangerschaft, Geburt von Kindern und Sorge der Eltern für ihre Kinder gebunden ist, Geburt und Fehlgeburt entscheidend zur Entstehung oder Exazerbation beitragen können, weist auf eine mächtige psychosoziale Komponente hin.

> So traten bei einer Frau erstmals Zwangssymptome, verbunden mit einer massiven Depression, im Alter von 30 Jahren nach der Totgeburt eines Kindes auf. Zu einem erneuten Auftreten der Zwangssymptome kam es jetzt, als einmal der einzige Sohn, um den sie sich verständlicherweise immer sehr gesorgt hatte, in seinem beruflichen und privaten Fortkommen existenziell gefährdet schien, und zum anderen ein Pensionierungsbankrott eintrat.

Es sind vielfältige Momente der jeweiligen individuellen Biographien, die als Auslösebedingungen für eine Zwangsstörung wirken können. Ambühl hat entsprechende Bedingungen, beginnend mit »Unsicherheit in der Kindheit« und den folgenden auslösenden Lebensumständen, aufgelistet (2005, S. 45 ff.).

An mögliche Traumata knüpft auch das *lerntheoretische bzw. verhaltenstherapeutische Konzept der Ätiologie der Zwangsstörung* an. Dieser Ansatz geht vor allem von einem engen Zusammenhang von Angst und Zwang aus. Nach dem hier in Analogie zu den Angststörungen in Ansatz gebrachten Zwei-Faktoren-Modell spielt für die Entstehung die zeitliche Assoziation mit traumatisierenden, Angst auslösenden Bedingungen eine wichtige Rolle, wohingegen für die Aufrechterhaltung von Zwangssymptomen die Angstvermeidung von wesentlicher Bedeutung ist. Dementsprechend lassen sich Zwänge als *ritualisierte Verhaltensweisen* auffassen, die durch Angstreduktion zu einer negativen Verstärkung des Zwangsverhaltens führen.

> »Beispielsweise wird eine stark verschmutzte Türklinke in einer emotional sehr belastenden Situation – etwa einer heftigen Auseinandersetzung mit den Eltern – mit einer Reaktion von Angst und Anspannung verknüpft. Später reicht schon der alleinige Anblick von Schmutz auf einer Türklinke, um diese Angstreaktion auszulösen. Die Verknüpfungen von Angst zu bestimmten Auslösern weitet sich dabei immer mehr auf ähnliche Auslöser aus; die Angst generalisiert zunehmend auf weitere Gefahrensituationen und -reize« (Ambühl 2005, S. 54).

Im zweiten Teil des Prozesses kommt es dann zur Aufrechterhaltung des so konditionierten Verhaltens durch operantes Konditionieren:

> »So könne der junge Mann im obigen Beispiel einen Waschzwang entwickeln und damit die Erfahrung machen, dass die beim Anblick von Schmutz auf einer Türklinke empfundene Angst und Anspannung durch ein Ritual wie Waschen wieder abnehmen. Die erlebte Angst kann durch bestimmte Verhaltensweisen (Zwangsrituale) reduziert werden, was kurzfristig zu einer Erleichterung führt« (ebd.).

Ergänzt wird dieses Zwei-Faktoren-Modell, das auf Mowrer (1947) zurückgeht, durch das kognitiv-behaviorale Modell Salkovskis' (u.a. 1998). Aufdringliche Gedanken, sog. Intrusionen, werden zu Zwangsgedanken, »wenn sie eine problematisierende Bewertung erfahren, wenn sie als nicht tolerierbar, nicht zulässig eingeschätzt werden bzw. wenn sie als Stimuli für nachfolgende willkürliche Haltungen gewertet werden« (Ambühl 2005, S. 55). Dabei spielen zwei Bewertungsprozesse eine zentrale Rolle: Mögliche negative Folgen werden als Gefahr für sich und andere überschätzt, ebenso die persönliche Verantwortung für diese Gefahr und deren Verhinderung.

Im Blick auf dieses verhaltenstherapeutische ätiologische Konzept merkt aus tiefenpsychologischer Perspektive Rehberger (2009) kritisch an, dass bei diesem Verständnis der Zwangsstörung die unbewusst-vermittelte Dynamik der Zwangsgedanken und Zwangshandlungen unberücksichtigt bliebe. Sie fände dann auch nicht entsprechend Eingang in die therapeutische Intervention. Allerdings ist hier anzumerken, dass in der sog. »dritten Welle« der Verhaltenstherapie zunehmend psychodynamische Behandlungselemente einbezogen werden – vgl. hierzu auch S. 90.

Wie immer es um die Gewichtung der pathogenetischen Ableitung der Zwangsneurose bestellt sein mag, das Ergebnis der Einfügung des späteren Zwangsneurotikers in die menschliche Ordnung ist dergestalt, dass er *in seinem Verhältnis zu dieser Ordnung, repräsentiert zunächst durch die primären Anderen, zutiefst ambivalent ist.* Er unterwirft sich dieser Ordnung, gibt sich ihr gegenüber als angepasst, ja, devot, und zugleich geht sein Streben dahin, diese Ordnung, von der er sich dressiert und kaserniert fühlt, zu beseitigen. Die Erfüllung seiner Wünsche, z. B. die Erlangung von Autonomie, kann er nur in der Destruktion dieser Ordnung und ihrer Repräsentanten phantasieren. Was die Repräsentanten angeht, so betrifft diese Rebellion auch den göttlichen Gesetzgeber selbst. Der Zwangsneurotiker ist der Gotteslästerer und phantasierende Frevler schlechthin. Erinnern wir uns nur an den kleinen »Wolfsmann«. Zwischen Beichte und Erstkommunion musste unsere Bibliothekarin noch das Keuschheitsgebot verletzen. Zwangsimpulse, Zwangsvorstellungen, das Sakrale zu entweihen, den »himmlischen Vater« zu schmähen, in den Schmutz zu ziehen, gehören per se zur Geschichte der Zwangsneurose. Lacan macht in seiner Diskussion der berühmten Hegelschen Dialektik von Herr und Knecht darauf aufmerksam, dass Hegel bei der Emanzipation des Knechtes eine mögliche Lösung übersehen habe, jene, die der Zwangsneurotiker gefunden habe, nämlich auf den Tod seines Herrn zu warten und ihn herbeizusehnen, während er noch brav für ihn arbeitet (vgl. Lacan 1966, S. 452). In diesem Todeswunsch scheint die Aggressivität des Zwangsneurotikers begründet, aus ihm resultieren seine mächtigen Schuldgefühle und Ängste. Denn nichts macht ihm mehr Angst, als dass sein Begehren erfüllt werden könnte, muss er doch die Vergeltung des Talion-Gesetzes, dieses Negativs des universalen Tauschgesetzes, fürchten.

Der Andere und die Ordnung, die er repräsentiert, sind zugleich notwendige Existenzbedingungen, denn nur in einer humanen Ordnung hat das instinktverarmte und deshalb a priori auf Kommunikation angelegte Menschenwesen eine Überlebenschance. Deshalb muss der Zwangsneurotiker ständig seine Wünsche und Gefühle kaschieren, »verdrängen«, »verschieben«, »isolieren« und »ungeschehen machen«, für seine Todsünden Buße tun, sich im magischen Ritual reinwaschen – weil sonst Vernichtung und Verdammnis drohen. Deshalb muss er ständig, wie abstrus magisch und verschroben auch immer, sich vergewissern, kontrollieren, dass der Andere, dem er den Tod wünscht, noch lebt, wird er, der die Ordnung umzustürzen trachtet, zum Ordnungsfanatiker. So ist er, solange sich seine Anankasmen auf charakterliche Merkmale beschränken, in seiner Sorge um Stabilität und Bewahrung der *beste Garant gesellschaftlicher Institutionen*. Der von der Reinlichkeitsdressur Betroffene und im Inneren dagegen sich Auflehnende wird zum Sauberkeitsperfektionisten, zum Pilatus, der seine Hände in Unschuld wäscht, oder zur imaginierten Lady Macbeth, die vergeblich ihre Morde abzuwaschen sucht. Schmutz, Kot, Speichel, Erbrochenes, wovor sich unsere Bibliothekarin beispielsweise schon als Kind ekelte – das gehört, folgt man anthropologisch-phänomenologischen Autoren, zum »Niederen«, zu den Elementen des Chaos, der Fäulnis und damit in den Bereich des Todes. Der Ekel beispielsweise erscheint in der Sicht von E. Straus (1938) als Abwehr der »Einung« mit dem Verwesenden. In psychoanalytischer Perspektive handelt es sich bei diesen Phänomenen eher um die Abwehr libidinöser Wünsche in Form der Beschmutzungsfurcht. Destruktivität klingt jedoch auch hier an, wenn wir an den Stellenwert des »Kots« im Interaktionsgeschehen mit den primären Anderen erinnern. Die spätere »Kotsprache« und das damit gegebene »symbolische Ausstoßungs- und Entwertungsinstrumentarium« (Stierlin 1984) haben hier ihre kommunikativen Anfänge. Am Kot gewissermaßen – und damit transzendiert er, wie wir gesehen haben, eine rein biologische Ebene in Richtung auf Kommunikation und Sprache – entscheiden sich erste wichtige Autonomieversuche. Diese Verschränkung von libidinösen mit aggressiven Motiven und entsprechender Abwehr zeigt sich im schon genannten Berührungstabu. Berührung, der körperliche Kontakt, ist, mit Freud zu wiederholen, »das nächste Ziel sowohl der aggressiven wie der zärtlichen Objektbesetzung« (1926, S. 152). Diese Verschränkung wird insbesondere in den »sadistischen Regungen« des Zwangsneurotikers »offenkundig« (Quint 1971, S. 814).

KAPITEL 4

Die anankastische Persönlichkeitsstörung (zwanghafte Charakterneurose)

Wie oben erwähnt, unterscheiden die modernen diagnostischen Manuale heute zwischen »Zwangsstörung« (der alten Zwangsneurose) und der »zwanghaften Persönlichkeitsstörung«. Im DSM-IV wurde die Zwangsstörung (obsessive-compulsive disorder, OCD, 300.3) unter den Angststörungen subsumiert, da Zwänge vorrangig der Angstregulierung dienten. Im DSM-5 wird die Zwangsstörung wieder gesondert als »Obsessive-Compulsive and related Disorders« geführt. Parallel zur Zwangsstörung wird auf Achse II im DSM-IV die »zwanghafte Persönlichkeitsstörung« (obsessive-compulsive personality disorder, OCPD, 301.4) als eigenständige Kategorie geführt. In der ICD-10 lauten die synonymen Bezeichnungen »anankastisches Syndrom, Zwangsstörungen« (F42) bzw. »anankastische (zwanghafte) Persönlichkeitsstörung« (F60.5). Die zeitgenössische Psychoanalysediagnostik hat weitgehend diese Zweiteilung übernommen. Dem war zunächst nicht so. Der zwanghafte Charakter galt zunächst als *prämorbide* Persönlichkeit, auf deren Basis sich bei bestimmten Belastungen eine Zwangsneurose entwickelte. Wie schon oben erwähnt, ist diese Voraussetzung nicht zwingend, nicht minder können andere Persönlichkeitsstrukturen, wie beispielsweise die ängstlich-vermeidende, mit der Symptomneurose Zwangsstörung (Achse I in DSM-IV) verbunden sein.

Was ist nun die zwanghafte Persönlichkeit? Freud hatte 1908 bei Menschen, die er besonders in der analen Phase, und hier vor allem im Zusammenhang mit der Sauberkeitserziehung, geprägt fand, einen Charakter beschrieben, der zur Entwicklung einer Zwangsneurose disponiere. Die charakteristische Dynamik bestehe neben dem für dieses Alter bezeichnenden magischen Weltbild vor allem aus der sogenannten, schon oben erwähnten analen Trias »Ordnungsliebe (inklusive Sauberkeit), Sparsamkeit und Eigensinn«. »Eigensinn« wie auch »Sparsamkeit« (z. B. »Ich gebe meinen Kot her, wenn ich und nicht die Mutter will«) und »Sauberkeit« (»Erst recht trete ich jetzt in diese Pfütze«) weisen auf eine anthropologische Gegebenheit hin, dass nämlich hier Autonomiebestrebungen (Trotzphase!) in Gang kommen. Bei der späteren zwanghaften Persönlichkeit fänden sich diese indessen blockiert, in die Latenz verdrängt. So zeigt der so strukturierte Zwangscharakter ein Janusgesicht zwischen äußerer Fügsamkeit, verbunden mit Überordentlichkeit, Perfektionismus, latenter Aggressivität und Revolte, die aber nun, weil Sanktionen wie Zuwendungsentzug oder Strafe drohten, unterdrückt werden. Strukturell kann man ihn deshalb wie den Zwangsneurotiker als *»gehemmten Rebellen«* (Lang 1986a) bezeichnen. So findet sich dieser Charakter neben dem Überich-Es-*Konflikt* (auf ihn werden wir zurückkommen) vor allem durch den Konflikt *»Autonomie versus Fügsamkeit«* strukturiert. Bereits beim »Normalen« verrät sich sozusagen die »anale« Abkunft dieses Konflikts beispielsweise in der Fäkalsprache, die bekanntlich der Bevormundung und Dressur durch andere »trotzt«. Sein berühmt-berüchtigtes Götz-Zitat hat Goethe wohl die größte Breitenwirkung verschafft. Interessant, dass hier ein Tabubereich begegnet – nicht nur, dass im Reclam-Heft das Zitat durch drei Pünktchen ersetzt wurde, sondern auch in der spanischen Gesamtausgabe von Goethes Werken. Als ich im chilenischen Valdivia einen Vortrag über die Zwangserkrankung hielt und einen Kollegen um eine entsprechende Übersetzung bat, zog er den entsprechenden Band aus seinem Bücherschrank hervor – und was hier begegnete, waren ebenfalls drei Punkte. Entsprechend wurde unter ätiologischem Blickwinkel, wie schon oben bei der Behandlung der Zwangsneurose erwähnt, einer forcierten Erziehung zur Sauberkeit (»Reinlichkeitsdressur«), Ordentlichkeit und Angepasstheit ein pathogener Stellenwert zugesprochen, wobei es über die Internalisierung der elterlichen Normvorstellungen, die selbst wieder überzogene gesellschaftliche Forderungen repräsentieren können, zur Bildung eines rigiden, »sadistischen« Überichs komme.

Zwei entscheidende Entwicklungen stellten sich nun in der Folge heraus. Einmal, dass die anankastische Charakterstruktur selbst als eigene Erkrankung, als Charakterneurose imponieren kann. Im heutigen Jargon sprechen wir, wie erwähnt, von »anankastischer Persönlichkeitsstörung«. Dies ist der Fall, wenn die anankastische Struktur übertrieben, zugespitzt begegnet bzw. ihr jetzt Bewegungen abgenötigt werden, die ihre Wesensart nicht mehr ermöglicht, es jetzt an jenem Maße von Elastizität fehlt, das zur Bewältigung neuer situativer Gegebenheiten erforderlich wäre. Leid und Beeinträchtigung der zwischenmenschlichen Bezüge und der Arbeitsfähigkeit sind dann die Folgen. Zum anderen aber erkannte man, dass die von Freud postulierte anale Abkunft dieser Persönlichkeitsartung nicht zwingend ist, sofern in der Herausbildung der zwanghaften Persönlichkeit und Persönlichkeitsstörung Faktoren eine Rolle spielen, die nicht auf diese Phase zu beschränken sind, wie narzisstischer Selbstzweifel, ein bezeichnender kognitiver Stil, generell interpersonelle Probleme und frühe Traumatisierungen, Verlassenheits- und Überwältigungsängste. Entscheidend ist letztlich, dass sich eine bestimmte Struktur anankastischer Prägung herausgebildet hat, die nun bei bestimmten aktuellen Belastungen eine solche Zuspitzung erfährt bzw. nicht mehr trägt, so dass sie »gestört« reagiert.

Diagnostische Kriterien für 301.4 (F60.5) Zwanghafte Persönlichkeitsstörung

Ein tiefgreifendes Muster von starker Beschäftigung mit Ordnung, Perfektion und psychischer sowie zwischenmenschlicher Kontrolle auf Kosten von Flexibilität, Aufgeschlossenheit und Effizienz. Die Störung beginnt im frühen Erwachsenenalter und zeigt sich in verschiedenen Situationen. Mindestens 4 der folgenden Kriterien müssen zutreffen:

(1) beschäftigt sich übermäßig mit Details, Regeln, Listen, Ordnung, Organisation oder Plänen, so dass der wesentliche Gesichtspunkt der Aktivität dabei verlorengeht,
(2) zeigt einen Perfektionismus, der die Aufgabenerfüllung behindert (z. B. kann ein Vorhaben nicht beendet werden, da die eigenen überstrengen Normen nicht erfüllt werden),
(3) verschreibt sich übermäßig der Arbeit und Produktivität unter Ausschluss von Freizeitaktivitäten und Freundschaften (nicht auf offensichtliche finanzielle Notwendigkeit zurückzuführen),
(4) ist übermäßig gewissenhaft, skrupulös und rigide in Fragen von Moral, Ethik und Werten (nicht auf kulturelle und religiöse Orientierung zurückzuführen),
(5) ist nicht in der Lage, verschlissene oder wertlose Dinge wegzuwerfen, selbst wenn sie nicht einmal Gefühlswert besitzen,
(6) delegiert nur widerwillig Aufgaben an andere oder arbeitet nur ungern mit anderen zusammen, wenn diese nicht genau die eigene Arbeitsweise übernehmen,
(7) ist geizig sich selbst und anderen gegenüber; Geld muss im Hinblick auf befürchtete künftige Katastrophen gehortet werden,
(8) zeigt Rigidität und Halsstarrigkeit.

In der obigen DSM-IV-Tabelle (S. 797; DSM-5, S. 678 f.) finden sich die charakteristischen Kriterien gut aufgelistet, wobei diese allerdings zunächst für das entsprechende Subjekt weitgehend ich-synton sind und erst nach entsprechender Zuspitzung krankheitswertig werden.

Es ist dies ein »tiefgreifendes Muster von starker Beschäftigung mit Ordnung, Perfektion und psychischer sowie zwischenmenschlicher Kontrolle auf Kosten von Flexibilität, Aufgeschlossenheit und Effizienz«. Freud beschrieb in seiner grundlegenden Arbeit »Charakter und Analerotik« (1908) Ordentlichkeit, Sparsamkeit und Eigensinn als typische Merkmale des Zwangscharakters. Charakteristisch sind weiterhin Neigungen zum Aufschieben, Zaudern und Zögern. Die Ordentlichkeit umfasst sowohl die körperliche Sauberkeit als auch Gewissenhaftigkeit, den Hang zur Perfektion, zum Peniblen. Ebenso ausgeprägt sind skrupulöse Züge, eine Tendenz zu strengen moralischen oder religiösen Überzeugungen. Rigidität, Enge, Sparsamkeit bis hin zum Geiz (Horten von Geld im Hinblick auf eine phantasierte Katastrophe) kennzeichnen den zwanghaft strukturierten Menschen. Gleichzeitig besteht eine Hemmung motorisch-expansiver, sexueller und aggressiver Antriebe. Man kann deshalb, wie schon erwähnt, den Zwangscharakter (wie den Zwangsneurotiker) als *gehemmten Rebellen* bezeichnen. Der Unterdrückung spontaner Gefühlsäußerungen steht bei zwanghaft strukturierten Personen eine ausgeprägte Dominanz intellektueller Kontrollbedürfnisse gegenüber. Der Ritualisierung von Lebensgewohnheiten, dem Festhalten am Gewohnten, entspricht eine Restriktion der auf Veränderung und Autonomie zielenden Regungen. Im Extremfall wird das gesamte Leben schließlich starr, mechanisch und verräumlicht.

Charakteristisch ist nicht selten eine gewisse »Radfahrer-Mentalität«: Autoritäten, wozu meist auch der Therapeut rechnet, begegnen sie eher devot, übermäßig angepasst, idealisierend; Abhängigen gegenüber dagegen kontrollierend, nicht selten in fast sadistischer Ausprägung.

Eine solche Charakterartung regelt auch entsprechend die Beziehungsgestaltung! Für den Anankasten ist entscheidend, quasi komplette Kontrolle über alles, was begegnet, was nicht voraussehbar ist, ausüben zu können. Von daher charakteristisch die auffällige Überbetonung alles Kognitiven und Vernachlässigung, Unterdrückung des »Emotionalen«, die bis zum alexithymischen Erlebnismodus führt. »Ich denke, also bin ich« – auf wen sonst als den Anankasten trifft diese Formel Descartes' in besonderem Maße zu. Die Problematik des »verkopften Alles-unter-Kontrolle-haben-Müssens«, was im DSM-IV zu kurz kommt, zeigt sich zugespitzt, wie wir oben gesehen haben, auch auf sexuellem Gebiet. Die sich einstellenden Emotionen, die Forderung, sich diesen überlassen und damit hingabefähig werden zu können, machen Angst und führen zu entsprechenden Gegenmaßnahmen.

Salzman (1995) fasst diese Dynamik wie folgt zusammen: »The primary dynamism in all instances will be manifested as an attempt to gain control over oneself and one's environment in order to avoid or overcome distressful feelings of helplessness and powerlessness.« Hinsichtlich der Psychodynamik unterscheidet sich hier die Charakterneurose nicht von der Zwangsneurose.

Es sind offensichtlich, wie bereits oben ausgeführt, ebenfalls tiefe Ängste vor Ohnmacht und »Vernichtung«, die zur exzessiven Kontrolle als anankastischem Versuch der Stabilisierung führen.

Wir hatten hinsichtlich der Dynamik der Zwangsneurose (Zwangsstörung) gesehen und werden erst recht bei Zwängen in frühen Störungen zu thematisieren haben, dass der *Zwang letztlich ein fundamentales Sicherungs- und Kontrollbedürfnis des Menschen erfüllt.* Mit der Herausbildung eines anankastischen Charakters wird wohl ein ähnliches Ziel der Ich-Sicherung und Persönlichkeitsstabilisierung verfolgt.

Psychodynamische Ansätze betonen die Einbettung der Symptomatik in Biographie und Persönlichkeitsstruktur. Im Falle der Persönlichkeitsstörung besteht nun die Symptomatik in einer pathologischen Zuspitzung der Persönlichkeitsartung selbst bzw. den aus dieser Persönlichkeitsartung resultierenden entsprechenden pathologischen Konsequenzen. So liegt die höchste Komorbidität mit Depression vor.

Beispielsweise war dies der Fall bei einem Tennistrainer, einem so erfolgreichen Spieler, dass er es bis in die Tennisbundesliga geschafft hatte und im Rahmen dessen seinen Beruf als Postbeamter aufgab und schließlich dann mehr und mehr selbst als Trainer arbeitete – dabei aber nun die Strategien, die ihn zum Profi gemacht hatten, jetzt unbesehen auf Freizeitspieler übertrug (z.B.: 200-mal Vorhand Cross, 200-mal Vorhand Longline, 200-mal Rückhand Cross, 200-mal Rückhand Longline etc. etc.) – auf Freizeitspieler, insbesondere auch Jugendliche, die ihren Spaß wollten und nicht bereit waren, sich diesem unflexiblen Zwangsregime zu unterwerfen. Als die Schüler mehr und mehr abbröckelten und schließlich seine Frau, die er in ähnlich anankastischer Weise in ihrem Bewegungsspielraum einengte, eine außereheliche Beziehung aufnahm, kam es zum Zusammenbruch in Form einer schweren Depression.

Fast nahtlos reiht sich hier Gustav Mahler ein. Freud hatte nach seiner

Kurztherapie (siehe unten, S. 127f.) Gustav Mahler als »Zwangsneurotiker« (vgl. Jones 1962) diagnostiziert, während wir heute angesichts des umfangreichen biographischen Materials, das über Mahler vorliegt, zunächst von einer ausgeprägten zwanghaften Persönlichkeit sprechen würden, die dann aber, aufgrund der Zuspitzung der »typischen« Persönlichkeitszüge, in eine zwanghafte Persönlichkeitsstörung überging. Aufgrund seiner immer mehr zunehmenden Unerbittlichkeit, seines »absoluten« Perfektionismus in Kunstfragen, der bis zu einer ausgeprägten Inflexibilität ging, war Mahler so »angeeckt«, dass er zur Aufgabe der von ihm so angestrebten und geliebten Position des »Gottes der südlichen Zonen«, nämlich des Direktorats der Wiener Staatsoper, gezwungen war. Bereits sein Tagesablauf hatte die Regelmäßigkeit eines Uhrwerks.

»Mahler stand um sieben Uhr auf, setzte sich an den Schreibtisch, wo er auch sein Frühstück einnahm, und ging gegen Viertel vor neun in die Oper. Um ein Uhr mittags kam ein Anruf aus seinem Büro: Der Meister befand sich auf dem Heimweg. Eine Viertelstunde später klingelte es am Dienstboteneingang – das Zeichen für die Köchin, die Suppe aufzutragen –, und Mahler stieg die vier Treppen zu seiner Wohnung hinauf. Oben angekommen, hetzte er durch alle Zimmer, wobei er laut die Türen hinter sich zuschlug, wusch sich die Hände und stürzte ins Esszimmer, wo (seine Frau) Alma ihn erwartete. Nach dem Essen ruhte er sich kurz aus. Dann unternahm er einen Spaziergang, der ihn entweder in den Garten des Belvedere oder einmal um die ganze Ringstraße führte. Alma musste ihn begleiten, auch wenn sie schwanger war. Nur selten wagte sie es, sich zu widersetzen.

Um fünf Uhr trank er zu Hause seinen Tee, dann ging er wieder in die Oper. Auch wenn er nicht selbst dirigierte, verfolgte er jeden Abend zumindest einen Teil der Aufführung. Abends holte Alma ihn dann ab. Wenn er noch zu arbeiten hatte, schickte er sie in die Direktionsloge. Viele Aufführungen sah sie nicht bis zum Schluss, weil er sie abholte, wann es ihm passte. Seite an Seite gingen sie dann nach Hause. Nach dem Abendessen bat er sie gelegentlich, ihm etwas vorzulesen. So also verlief das Leben von Alma Mahler« (Giroud 2000).

Die mit Mahlers anankastischem Lebensentwurf verbundene »intolerante« zwischenmenschliche Kontrolle hatte sich bereits vor der Hochzeit des 40-Jährigen mit der 20-jährigen Alma gezeigt, die selbst komponierte. Die Rollen müssen richtig verteilt sein!

»Und da fällt die Rolle des ›Komponisten‹ mir zu – und dir die des liebenden Gefährten, des verstehenden Kameraden.« Später im Brief heißt es: »Du musst dich mir *bedingungslos* zu eigen geben – die Gestaltung deines zukünftigen Lebens in allen Einzelheiten innerlich von meinen Bedürfnissen abhängig machen und nichts dafür wünschen, als meine Liebe« (Giroud 2000).

Die Unterscheidung zwischen Zwangsneurose und zwanghafter Persönlichkeitsstörung beruht darauf, dass es sich im einen Fall um eine Symptomneurose, im anderen um überdauernde, jetzt aber pathologisch zugespitzte Persönlichkeitszüge handelt. Im Gegensatz zur Symptomneurose werden die Störungen hier zunächst als ich-synton, d. h. nicht als aufgezwungen oder ich-fremd erlebt. Häufig handelt es sich um eine Steigerung zwanghafter Tendenzen, wie sie in leichterer Form auch beim Gesunden begegnen. Überhaupt ist zu sehen, dass gerade unsere Zivilisation mehr und mehr – solange sich keine Störung einstellt – den anankastischen Charakter fordert. So zeigen sich beispielsweise 80 % der amerikanischen Ärzte als zwanghaft strukturiert. Dass heute Zwangsstörungen eine so hohe Prävalenz aufweisen, hat sicherlich mit dieser Gegebenheit zu tun. So nimmt es nicht wunder, dass die zwanghafte Persönlichkeitsstörung an erster Stelle aller Persönlichkeitsstörungen steht. Ein Beispiel Hoffmanns (Hoffmann und Hochapfel 2004) veranschaulicht den Unterschied zwischen Zwangsstruktur und Symptomneurose. Dabei kann das gleiche objektive Verhalten einmal Ausdruck einer Symptomneurose und ein andermal Ausdruck einer zwanghaften Charakterstruktur sein, die sich zugespitzt zur Charakterneurose bzw. anankastischen Persönlichkeitsstörung entwickelt.

»Wenn ein pedantischer Bürokrat seine Bleistifte alle der Größe nach ordnet und in die gleiche Richtung legt, dann ist dies Ausdruck einer Persönlichkeitseigentümlichkeit, die man als zwanghafte Ordentlichkeit (Pedanterie) bezeichnet. Psychodynamisch gesehen liegt kein Symptom vor, weil der Mann so sein will, weil das Verhalten ich-synton ist. Ein anderer Mensch schildert nun Folgendes: ›Ich muss morgens immer alle meine Bleistifte der Größe nach sortieren und sie mit den Spitzen in die gleiche Richtung legen. Tue ich es nicht, dann werde ich sehr unruhig. Ich habe schon oft versucht, dieses Verhalten zu unterdrücken, aber es gelingt mir einfach nicht. Ich bin einfach gezwungen, das zu tun.‹ Obwohl das äußere Verhalten gleich ist, ist die dynamische Struktur grundverschieden. Dieser Patient erlebt sein Tun als ich-fremd, ich-dyston, er hat ein Symptom (Ordnungszwang).«

Von Krankheitswert sind die geschilderten Merkmale erst dann, wenn sie eine Einschränkung der Entfaltungsmöglichkeiten der Person mit sich bringen, subjektiven Leidensdruck erzeugen oder zu Problemen im sozialen und zwischenmenschlichen Bereich führen.

Das war zweifellos bei Mahler der Fall – sowohl im beruflichen wie privaten Bereich. Unter der »anankastischen Despotie« ihres Mannes entwickelte Alma Mahler mehr und mehr psychosomatische Symptome, verbunden mit einer depressiven Verstimmung, die schließlich zu einem Kuraufenthalt nach Tobelbad führten. Es kam quasi, wie es kommen musste: Kaum angekommen, lernte sie den 27-jährigen Walter Gropius, den späteren Bauhausbegründer, kennen. Schnell kam es zum intimen Verhältnis: »An meiner Seite lag ein schöner junger Mann. Und in dieser Nacht hatten sich zwei Seelen gefunden, und zwei Körper hatten sich dabei vergessen« (Giroud 2000). Das Ganze flog auf, als nach Beendigung des Kuraufenthalts Gropius Alma einen leidenschaftlichen Liebesbrief schrieb und ihn »versehentlich« an »Herrn Direktor Mahler« adressierte. Mahler war zutiefst erschüttert. Sein auf Ritualisierung, Kontrolle, Rigidität und Enge aufgebautes Beziehungssystem war zusammengebrochen. Und er reagierte nun nicht, wie man es von einem Operndirektor vielleicht erwarten könnte, wie »Othello«, sondern depressiv, war voller Ängste, Alma könnte ihn verlassen, schließlich mit Impotenz, wobei wohl auch der Vergleich des 50-jährigen »kleinen« Mannes mit der »prachtvollen Gestalt« des jungen Preußen eine Rolle spielte. Gründete sich die bisherige Beziehung darauf, dass *er* bestimmte, dass er alles im Griff hatte und dies auch zu glauben schien, kehrte sich jetzt das Verhältnis um; von nun an war *sie* die »grausame Herrscherin« und er der »gefügige Untertan«.

KAPITEL 5

Zwang in frühen Störungen

Psychiatriegeschichtlich hatten wir von einer Endogenisierung bzw. Psychotisierung des Zwangssyndroms sprechen können, sei es, dass es dem schizophrenen, sei es, dass es dem manisch-depressiven Formenkreis angenähert bzw. eingeordnet wird. Es war nun nicht nur das große Verdienst Freuds, in der Zwangserkrankung ein eigenes, nichtpsychotisches Krankheitsbild herausgearbeitet zu haben, das er Zwangsneurose nannte und das wir heute als Zwangsstörung diagnostizieren, sondern vor allem, gerade an dieser Zwangsneurose aufzeigen zu können, dass seelische (und auch körperliche Symptome) einen »Sinn«, eine Funktion haben, sie im Daseinsgang des betroffenen Menschen als ein sinnvolles Geschehen zu verstehen sind, sie in bestimmten psychosozialen Belastungen gründen können – in Abhebung von der herrschenden Psychiatrie, die seelische Erkrankungen, ob sie sich nun in körperlichen oder seelischen Symptomen äußern, als rein organisch bedingt ansah.

Gleichwohl lässt sich die Unterscheidung nicht immer differenziert, zumindest nicht sofort differenziert treffen. Ich möchte deshalb dieser Thematik zwei eigene Abschnitte widmen. Einmal zum Zusammenhang von Zwang und Schizophrenie, zum anderen zum Verhältnis von Zwang und Depression.

5.1 Zwang und Schizophrenie

Zur Exposition und kasuistischen Exemplifizierung der im Folgenden zu diskutierenden Problematik eines möglichen Bezugs zwischen Schizophrenie und Zwang sei zunächst auf drei Krankengeschichten rekurriert. Ich beziehe mich in diesem Abschnitt vor allem auf eine frühere, im *Nervenarzt* erschienene Arbeit (Lang 1981).

1. Die heute 40-jährige Gerda A. war psychopathologisch erstmals im Alter von 12 Jahren aufgefallen. Kurz nach dem Eintritt der Menarche, die nach Angabe der Mutter »als etwas Weibliches« abgelehnt worden war, ist es zu

einer Zwangssymptomatik dergestalt gekommen, dass sie jeden Gedanken so gründlich zu Ende denken musste, bis sich ein diesen Gedanken begleitendes Gefühl einstellte. Hatte sie beispielsweise eine Mathematikaufgabe zu rasch gelöst, musste sie diese immer wieder durchrechnen – in der Erwartung, dabei etwas zu fühlen. Sei ihr das gelungen, habe sie den entsprechenden, nun mit Gefühl begleiteten Gedankengang noch zehnmal und öfter reproduziert. Habe sie nicht vermocht, einen Gedankengang mit dem entsprechenden Gefühl zu begleiten, sei sie innerlich ganz unruhig geworden, ganz verzweifelt gewesen. Eine »furchtbare Angst, allen Boden zu verlieren«, habe sich eingestellt. Die Zwangssymptomatik lässt die Patientin in den folgenden Jahren in der Schule scheitern, schließlich sucht sie eine auswärtige Universitätsklinik auf. Hier wird die Diagnose einer Zwangsneurose gestellt und eine psychoanalytische Therapie vorgeschlagen, die Gerda A. im Alter von 20 Jahren aufnimmt.

2. Als der 1938 geborene Paul Z., ein gelernter Bürokaufmann, in die Psychiatrische Klinik der Universität Heidelberg aufgenommen wird, sitzt er bereits 4 Jahre ohne jegliche Tätigkeit zu Hause bei der Mutter. Als Grund für diesen Rückzug klagt er sein »Zweimaldenken« an. Er habe nämlich seit langem die Empfindung, Dinge, die er höre und sehe, Dinge, die er selber spreche, oder auch Handlungen, die er ausführe, innerlich nicht zu erleben. Gefühlsmäßig sei er ein »toter Mann«. Wenn er aber Dinge nicht gefühlsmäßig erlebe, wisse er gar nicht, ob er sie erlebt habe. Um überhaupt noch zurechtzukommen, habe er sich ein System gebildet. Er versuche zunächst alles automatisch ohne innere Anteilnahme aufzunehmen. Anschließend müsse er dann das Aufgenommene innerlich nacherleben. Er müsse dann bis zu zwanzig-und dreißigmal das Erlebte und Getane in Gedanken wiederholen, bis er schließlich das Gefühl habe, dieses auch erlebt und getan zu haben. Was er nicht auf diese Weise wiederholt habe, sei nicht gelebt, sei verschwunden. Er leide deshalb unter großer Verlustangst. Wegen dieser Angst müsse er seinem System folgen. Je weniger er höre, sehe und tue, desto weniger müsse er nacherleben und desto weniger laufe er Gefahr, dass Dinge ins Nichts verschwinden. Er habe sich deshalb in den letzten Jahren ganz abgeschirmt, sein Zimmer praktisch nicht mehr verlassen. Der Kollege, der den Patienten zunächst behandelt, stellte die Diagnose einer schweren anankastischen Neurose.

3. Im Rahmen eines Klinikaufenthaltes eines damals 20-jährigen Patienten (Matthias H.) kam es zu einem Familiengespräch, das auf Videotape festgehal-

ten wurde. Im Folgenden eine Passage aus diesem Gespräch, die der Pat. alleine bestritt: »Sie (die Eltern) haben mich oft gestört. Wenn sie mich gestört haben, ist das, dass ich mich auf Dinge konzentriert habe, die manchmal wichtig und manchmal unwichtig waren, und da habe ich mich abends, wenn ich von der Arbeit kam oder überhaupt sonst irgendwo war, hingesetzt und habe nachgedacht, was im Laufe des Tages so gewesen ist, d. h. ich habe also den Tag abrollen lassen und im einzelnen analysiert, was da wie gewesen ist, was derjenige zu mir gesagt hat, wie er das gemeint hat, was ich getan habe und was überhaupt auf mich zukommt. Und dann habe ich das manchmal aufgeschrieben, um es zu klären. Ich habe also 'ne Art Zwang gehabt mir zu überlegen, was so auf mich eingestürmt ist, und das irgendwie abzuschließen, wie Akten ad acta zu legen, und das ist ein Teil meiner Krankheit, dass ich Schwierigkeiten habe, das Wissen und die Information, die auf mich einstürmt, egal wie und wo, zu verarbeiten. Und dadurch ist es so, dass ich manchmal in der Gegenwart bin, aber geistig in der Vergangenheit noch bin, d. h. ich tu auf zwei Gleisen denken: Einmal bin ich hier und versuche mitzumachen, aber zum anderen bin ich gleichzeitig wieder in der Vergangenheit und tu das überlegen, was wie wo gewesen ist, und darüber nachdenken. Und da tu ich praktisch immer versuchen, die Vergangenheit permanent aufzuarbeiten und tu praktisch hinter der Zeit hinterherhinken, geistig gesehen. Ich muss also lernen, die Dinge, die auf mich zukommen, in einem angemessenen Zeitraum zu klären, nicht stundenlang über unwichtige Dinge nachdenken. D. h. mich nicht über Dinge aufregen wie Spülen und darüber nachdenken. Bei der Arbeit ist es dann sehr schlimm geworden, ich musste alles abends aufarbeiten und immer wieder kontrollieren und überlegen, was da gewesen war.«

Mehr und mehr wurde in der Folge dieser »Denkzwang«, der Matthias H. nötigte, Vorkommnisse des Tages fünfzigmal und mehr immer wieder durchdenken zu müssen, seiner Berufsausbildung hinderlich, so dass er die kaufmännische Lehre abbrechen musste. Zur gleichen Konsequenz der Aufgabe von Ausbildung bzw. Beruf hatte das anankastische Syndrom bei Gerda A. und Paul Z. geführt. – Bei Paul Z. und Gerda A. war die Diagnose einer Zwangsneurose gestellt worden. Eine analoge Wertung gab im Falle von Matthias H. der erstbehandelnde Nervenarzt ab, erwog jedoch zugleich die Möglichkeit einer beginnenden Schizophrenie.

In allen drei Fällen handelt es sich offenbar um einen schweren Rekapitulationszwang, der nötigt, bereits vergangene Vorkommnisse, Gespräche und Verrichtungen wiederholt durchzudenken, solange nachzuerleben, bis sich der Eindruck einer abschließenden Verarbeitung, eines »Ad-acta-legen«-Könnens einstellt, solange zu rekapitulieren, bis ein Gedankengang mit Gefühl begleitet ist und das Geschehene als innerlich Erlebtes, je eigenes registriert werden kann. »Hier«, können wir mit Viktor Emil von Gebsattel (1954, S. 112) sagen, »nimmt das Vergangene die Perfektform nicht an, als Unerledigtes drängt es heran und überflutet den Kranken (...)«.

Handelt es sich nun bei diesem Zwangssyndrom, das sich bei Gerda A. im 13., bei Matthias H. im 17. und Paul Z. im 21. Lebensjahr erstmals meldete, um eine Zwangsneurose, wie die Erstdiagnose lautete, oder um ein Phänomen, das als Symptom einer Psychose zu werten ist? Gebsattel charakterisierte mit seiner Beschreibung, die zweifelslos auf den Rekapitulationszwang unserer Patienten zutrifft, nichtpsychotische Zwangskranke. Diese differentialdiagnostischen Überlegungen seien zunächst am Fall Matthias H. exemplifiziert.

Erinnern wir uns noch einmal der klassischen Definition K. Schneiders (1967): »Zwang ist, wenn jemand Bewusstseinsinhalte nicht loswerden kann, obschon er sie gleichzeitig als inhaltlich unsinnig oder wenigstens als ohne angemessenen Grund beherrschend und beharrend beurteilt.« Matthias H. scheint diese Kriterien zu erfüllen. Immer wieder klagt er darüber, unwichtige Dinge wie z.B. Abspülen rekapitulieren zu müssen. Nicht selten bezeichnete er deshalb seinen »Zwang« als »unsinnig«. Andererseits: »(Ich habe da) Schwierigkeiten (...) das Wissen und die Information, die auf mich einstürmt, egal wie und wo, zu verarbeiten.« Hebt, so ist zu fragen, nicht gerade die psychophysiologisch orientierte Schizophrenieforschung auf die vom Patienten selbst beschriebene Störung der Informationsverarbeitung ab? Und führte nicht bei ihm, wie übrigens auch bei Paul Z. und Gerda A., das Auftreten der geschilderten Symptomatik zu einem auffallenden Knick der bisherigen Lebenslinie? Schauen wir noch etwas näher zu:

> In einem weiteren Familiengespräch erwähnte der Stiefvater, dass er immer wieder beobachten konnte, wie der Patient, wenn er sich allein glaubte, ein eigenartiges Bewegungsverhalten an den Tag legte. So steckte er beide Zeigefinger in die Ohren und hüpfte dabei bis zu Erschöpfung auf und ab. Dann wieder Greifbewegungen ähnlich denen, die man ausführt, um ein fliegendes Insekt zu schnappen. Schließlich Bewegungen, die er als »abwinken« charakterisierte. Für den Stiefvater unterlag es keinem Zweifel, dass es sich hier, in unserer psychopathologischen Sprache gesprochen, um bizarre, uneinfühlbare Stereotypen handelte. Eine weitere Begebenheit: Nach einem Einzelgespräch,

das in meinem Zimmer stattfand, treffe ich den Patienten kurz danach auf der Station. Ich sehe ihn am Fenster stehen und dabei zum wiederholten Mal Schluckbewegungen machen. Als ich ihn frage, was er denn schlucke, kommt: »Ich schlucke Informationen«. Die darauf folgenden Gespräche konnten deutlich machen, dass er die dieser Aktion vorhergegangene Gesprächsthematik nicht hatte verarbeiten können und nun mittels der repetierten Schluckbewegungen zu bewältigen und abzuschließen suchte. »Ich habe noch über das Gespräch mit Ihnen nachgedacht, bin damit nicht fertig geworden und wollte es durch die Körperbewegung wegkriegen.«

Offensichtlich ein schizophrener Konkretismus. Wir kennen die Metapher »Schlucken«, wenn es gilt, eine Beleidigung oder Zurechtweisung hinzunehmen. Doch hier begegnet keine metaphorische Rede. »Der Kranke haftet ganz an der Tatsächlichkeit«, heißt es bei Berze und Gruhle (1929). Gruhles Sprichwortproben zeigen, dass gerade das Symbolhafte, die Metapher beim Schizophrenen nicht vollzogen werden kann (vgl. Lang 2011a). Im Falle unseres 20-jährigen Patienten ist es eine körperliche Aktion, die eine Rede ganz konkret zu verschlucken sucht. Muss einem solchen Verhalten nicht ein Wahn zugrunde liegen? Kann man denn, ohne in einem Wahn befangen zu sein, vermeinen, durch eine Körperbewegung geistige Inhalte verarbeiten und abschließen zu können? Das Gleiche gilt für die zuvor geschilderten immer wieder repetierten bizarren Bewegungen. In weiteren Gesprächen stellte sich nämlich heraus, dass sie eben den gleichen Zweck verfolgten, nämlich Geschehnisse, die nicht mit intellektueller Rekapitulation zu bewältigen waren, auf diese »verschrobene« Weise ad acta legen zu können. Als paranoide Konkretismen würden so diese Manieren in gewisser Weise explizierbar. Es handelte sich somit bei dem leiblichen Bewegungsverhalten nicht um neurotische oder psychopathische Zwangshandlungen.

Andererseits: Gebsattel (1954, S. 78f.) berichtet über eine nichtpsychotische Zwangskranke, die, wie unsere Patienten, an einem Rekapitulationszwang litt. Auch sie war gezwungen, alle Begebenheiten, Gespräche, Verrichtungen des Tages ungezählte Male durchzudenken und zu wiederholen. Dieser Rekapitulationszwang kombinierte sich einmal mit einer Art Waschzwang dergestalt, dass, sobald ihr beim Rekapitulieren unpassende Gedanken dazwischenfuhren, sie sich genötigt sah, sich zu waschen und mit dem Rekapitulieren von vorne anzufangen. Eine körperliche Aktion diente also auch hier dazu, intellektuelle Inhalte, die unpassenden Gedanken nämlich, im buchstäblichen

Sinne »wegzuwaschen«. Denken und Handeln werden auf magisch-konkretistische Weise gleichgesetzt.

K. Schneider hat bereits in einer Arbeit von 1925 darauf aufmerksam gemacht, wie schwierig es zuweilen ist, exakte Grenzen zwischen Wahnidee und Zwangsvorstellung zu ziehen. »Normalerweise« lässt sich gerade auf der Basis der Schneiderschen Zwangsdefinition (s. Kapitel 2, S. 16) eine *Abgrenzung zwischen Zwangsvorstellungen und Wahnideen* vornehmen. Im Gegensatz zum Zwangskranken, der hier konflikthaft-reflexiv »gespalten« ist, er die Zwangsvorstellungen als inhaltlich unsinnig beurteilt, ist der Wahnkranke mit seiner Wahnidee identifiziert, von ihrem Inhalt absolut überzeugt. »Darum hat der Anankast«, wie Gebsattel schreibt, »auch ein Krankheitsgefühl, das dem Paranoiker fehlt« (1954, S. 101). Aber schon der deskriptiven psychopathologischen Annäherung begegnen, wie die Betrachtung des intellektuellen Rekapitulationszwanges unseres Patienten zeigte, im Hinblick auf eine Differenzierung zwischen neurotischer Zwangserkrankung und Psychose Schwierigkeiten. Als wir dann die Steigerung betrachteten, die der Denkzwang durch ein bizarres konkretistisches Bewegungsverhalten erfuhr, schienen sich die Anfänge dieses Krankheitsbildes als Schizophrenie zu entpuppen. Doch auch beim Zwangsneurotiker können Sprache bzw. Denken und Handeln zusammenfallen. Die Frage drängt sich auf, wie denn die bisherige psychiatrische Forschung zu dieser Differenzierungsaufgabe Stellung bezog. In Kapitel 1 sind wir auf die entsprechenden Auffassungen eingegangen.

Uns begegnete einmal die Ansicht, die Zwangsneurose sei eine larvierte Form der Schizophrenie, zum anderen die Auffassung, dass zwischen Zwangserscheinungen und schizophrener Psychose kein (engerer) Zusammenhang herzustellen sei. Hier gilt es zunächst einmal eine neutrale Position zu beziehen, für die die Zwangsneurose bzw. Zwangserkrankung nicht in einer Psychose aufgeht, andererseits aber ein möglicher Bezug zwischen Zwang und Psychose nicht von vornherein eine Unmöglichkeit darstellt. Knüpfen wir an unseren Patienten Matthias H. an, um eine genauere Abgrenzung treffen und eine mögliche Wechselwirkung zwischen Zwang und Schizophrenie diskutieren zu können. Erinnert sei noch einmal daran, dass sowohl bei ihm als auch bei den zwei anderen Patienten im Rahmen der Erstbehandlung die Verdachtsdiagnose einer Zwangsneurose gestellt wurde. Die Frage, die wir im Hinblick auf diese Aufgabe zunächst behandeln wollen, ist die nach der möglichen situativen Bezogenheit der Erstmanifestation des Rekapitulationszwangs und seiner Einbettung in die übrige Symptomatik und den Verlauf. Was zeigt hier die Bio- bzw. Pathographie?

Im Laufe der Betreuung stellte sich Folgendes heraus: In den Monaten, die der Erstmanifestation vorausgingen, sah sich der Patient in eine homosexuell-inzestuöse Beziehung zu seinem 8 Jahre älteren Bruder verwickelt. Wenige Tage, ehe es zu dem Ausbruch der anankastischen Symptomatik kam, deutete sich auf einem Ausflug der Berufsschule erstmals eine amouröse Beziehung zu einem gleichaltrigen Mädchen an. Am selben Abend noch stellte sich ein psychotisches Phänomen in Form einer kurzdauernden Wahnstimmung ein. Der Patient glaubte plötzlich, alle Augen der ihn umgebenden Menge auf dem Rummelplatz – hier hatte der Schulausflug sein Ende gefunden – seien auf ihn gerichtet. Die Konturen der Menschen verschwanden mehr und mehr, er sah nur noch eine Unzahl glitzernder Augen, die ihn fixierten. Von Angst und Panik ergriffen, rannte er in einen nahe gelegenen Wald und blieb dort, bis sich der Rummelplatz geleert hatte, um dann alleine mit dem Zug nach Hause zu fahren. Plötzlich war alles fragwürdig geworden, ein katastrophales »Gefühl der Haltlosigkeit« (Jaspers 1965) und allgemeinen Verunsicherung hatte sich seiner bemächtigt. Wenige Tage später stellte sich der Rekapitulationszwang ein. Mehr und mehr behinderte ihn diese anankastische Rumination bei der Erfüllung seiner Aufgaben, die er in der Lehre zu erbringen hatte. Mehr und mehr verspätete er sich jetzt bei der Arbeit, weil er wie besessen bis in die Morgenstunden hinein die Lektüre der Heftchen des Trivial-Science-Fiction-Heros »Perry Rhodan« pflegte. Ein Jahr nach der Erstmanifestation der anankastischen Symptomatik kam es im Rahmen der Hochzeit des genannten Bruders nach einer ebenfalls nur kurz währenden Episode von Wahnstimmung zum Ausbruch eines Wahns. Nach dem Besuch des Films »Vom Winde verweht« wähnte er sich als Rhett Butler, glaubte, alle Passanten würden ihn als diesen großen Liebhaber kennen und feiern. Kurzerhand flog er nach London und begehrte Audienz bei der Queen. Als ihm diese verweigert wurde, suchte er das Wachsfigurenkabinett der Madame Tussaud auf und geriet dort in einen Identifikationsrausch mit den wächsernen Heroen. Nach Hause zurückgekehrt, erklärte er Perry Rhodan zu Gott, mit dem er sich endlich selbst identifizierte. Solange dieser Wahn floride blieb, war das Zwangssyndrom nicht mehr zu registrieren. Nach dem Abklingen der produktiv psychotischen Symptomatik trat es erneut hervor und erwies sich als hartnäckiges Rehabilitationshindernis.

Was bedeutet nun diese Chronologie einer Pathographie für unsere Fragestellung, den möglichen Zusammenhang zwischen Zwang und Schizophrenie? Welchen

Stellenwert hat in diesem Daseinsgang die Zwangssymptomatik? Wie hängt sie selbst mit der floriden Psychose, dem Größenwahn zusammen? Hier wird für uns die Feststellung Lauters (1962) wichtig, dass bei seinen Probanden, die an einer anankastischen Depression litten, besonders häufig eine Auslösung der depressiv-psychotischen Krankheitsphasen durch solche seelische Belastungen erfolgte, welche die Selbstsicherung der Persönlichkeit in Frage stellten. Eine ähnliche Situation scheint auch in unserem Fall gegeben. Wie bei vielen Schizophrenen ist es die Begegnung mit der Welt des Geschlechtlichen, die der Persönlichkeit jetzt Bewegungen abfordert, die sie aufgrund ihrer strukturellen Verfassung nicht leisten kann. Auf dieses »strukturelle Entgegenkommen, das eine Situation erst pathogen werden lässt« (Janzarik 1965a), kann retrospektiv der Wahn ein Licht werfen. Was der Wahn zeigt, ist ein grotesker Identifikationsrausch mit männlichen Heroen. Was dieser Persönlichkeit fehlt – die anamnestischen Daten im Laufe der jahrelangen psychotherapeutischen Betreuung bestätigten dies in reichem Maße –, ist eine gefestigte Identität (vgl. Lang 2011a, S. 73 ff.). Es begegnet hier eine strukturelle Fragilität, die vor allem mit einer fundamentalen Defizienz an Geschlechtsidentität in Zusammenhang zu stehen scheint. Eine gefestigte männliche Identität findet Matthias H. nun wahnhaft. Der Wahn wird zum Restitutionsversuch – diese Ansicht Freuds (1911), gewonnen in der Interpretation des Falles Schreber, hat sich wohl heute allgemein durchgesetzt. Die Herausarbeitung der »Leidentlastungstendenz« im Größenwahn durch Avenarius (1978) liegt auf der gleichen Linie.

Im Lichte dieser Auseinandersetzung mit einer basalen Verunsicherung, ausgelöst durch die erotische Situation und unmittelbar erfahren in einer kurzdauernden Wahnstimmung, ist nun auch der Zwang zu verorten. Die Angst, die in der Wahnstimmung um die Fragilität der eigenen Identität und ihrer welthaften Verunsicherung aufbrach, die Angst vor einer völligen Entgrenzung, findet zunächst hier ihren gebundenen Ausdruck. Der Zwang sollte offensichtlich dazu dienen, *Struktur, Chronologie in diese sich auflösende Persönlichkeit und auseinander brechende Zeitigung zu bringen*. Mit Gebsattel wäre »das anankastische Verhalten zu verstehen (...) als Abwehr der gestaltlosen Mächte« (1954, S. 127) – gestaltlose Mächte, die in der entgrenzenden Wahnstimmung zutage getreten sind. Ehe sich aus der Wahnstimmung heraus ein florider Wahn entwickelt, springt offensichtlich der *Zwang als kompensatorische Funktion* an, sofern er, mit Janzarik zu sprechen, auf *»überdurchschnittliche Kohärenz der Struktur«*, auf *»starre Ordnung«* und *»innere Geschlossenheit eines seelischen Ganzen«* (1967) abzielt. Erst als ein Jahr nach diesem Beginn eine weitere situative Belastung auftritt – die Hochzeit des inzestuös verbundenen Bruders, die jetzt massiv das eigene Strukturdefizit aktualisierte –, bedurfte es einer qualitativ neuen Form der Auseinandersetzung mit der basalen Verunsicherung, bedurfte es der neuen Ordnung des Wahns, die nun den anankastischen Bewältigungsversuch in gewisser Weise überflüssig machte, so dass er während der floriden Psychose nicht mehr zu beobachten war. Er war erst wieder zu registrieren, als die produktive Symptomatik abgeklungen war.

Mochte das Beschwerdebild von Matthias H. zunächst als anankastisch imponieren – die am Beginn zu notierende Wahnstimmung enthüllte sich erst im Laufe längerer Betreuung –, so ergeben sich nach dem Einmünden der zwanghaften Phänomene in die paranoide Grundstörung keine differentialdiagnostischen Schwierigkeiten mehr. Das braucht freilich nicht zu bedeuten, dass sich aus Zwangsvorstellungen Wahnideen entwickeln, Zwangsphänomene schließlich als schizophrene Prozesssymptome zu werten wären. In gewisser Weise vertreten wir die entgegengesetzte These, dass sich anankastische Phänomene bei Schizophrenen nämlich eher als eine der psychotischen Entgleisung entgegenwirkende Kraft begreifen lassen – die zunächst problematisierte Differenzierungsaufgabe ist mithin letztlich weniger deskriptiv als »funktional« zu lösen. Janzarik verfolgte eine ähnliche Linie, wenn er bei der Diskussion der Manifestation von Zwangsphänomenen innerhalb schizophrener Verläufe im Lichte seiner strukturdynamischen Konzeption zu der Feststellung gelangte, dass schizophrene Symptome sich mit dem Zurücktreten der produktiven Komponente in den »sichernden Grenzen zwanghaft fixierter Aktualisierungen stabilisieren« können (1980).

Diese *»Bremswirkung«* (Lauter 1962) des Zwangssyndroms zeigte sich nun im Hinblick auf unser Thema noch deutlicher als im Falle von Matthias H. bei Gerda A. und Paul Z. Begegnete bei Matthias H. die Zwangssymptomatik bereits als Gegenregulans gegen ein so eminent psychotisches Phänomen wie die Wahnstimmung, sehen wir bei den beiden anderen Patienten den Zwangsmechanismus so früh anspringen, dass über Jahre hinweg keine psychotischen Erscheinungen zu registrieren sind.

Bei Gerda A. hatte sich die Zwangssymptomatik unmittelbar nach der Menarche eingestellt. Die Menarche war, wie bereits der erste fremdanamnestische Hinweis der Mutter angedeutet hatte, als etwas Weibliches völlig abgelehnt worden. Unsere Gespräche mit der Patientin (vgl. Lang 2011a, S. 144 ff.), vor allem aber die im 20. Lebensjahr begonnene Psychoanalyse zeigten, dass sich hier eine Persönlichkeit entwickelt hatte, für die zentrale Aspekte eigener Weiblichkeit inexistent geblieben waren. Offensichtlich führte nun auf der

Basis dieses strukturellen Defizits die geschlechtliche Reifung der Pubertät, verdichtet im Faktum der Menarche, eine solche radikale Verunsicherung herbei, dass es des Zwangssyndroms als einer Art Schutzfunktion gegen den Persönlichkeitszerfall bedurfte. Dass dieser Zerfall drohte, geht aus dem Inhalt des Zwanges selbst hervor. Wir erinnern, dass bei Gerda A. der Zwang auftrat, jeden Gedanken so lange durchdenken zu müssen, bis sich ein diesen Gedanken begleitendes Gefühl eingestellt hatte. In der Krise war es offensichtlich zu einer Entmischung bislang einheitlicher Vorgänge dergestalt gekommen, dass diese nun ihre rationale Komponente »rein« zeigten, während sich die emotionale »abgespalten« fand. Eine »furchtbare Angst allen Boden zu verlieren« stellte sich ein. Hier sprang nun die nosologisch unspezifische »ubiquitäre Reaktionsweise« (Müller 1953) des Zwanges ein. Ist es der Patientin mittels der anankastischen Wiederholungen des Gedankengangs gelungen, diesen mit Gefühl zu begleiten, so reproduziert sie, um ihrer ganz sicher zu werden, diesen mit Gefühl begleiteten Gedankenvorgang noch bis zehnmal und mehr. Der Charakter des Zwangs als »reparatio« ist offensichtlich. Dass die Zwangssymptomatik jetzt zugleich bei der Lebensbewältigung hinderlich wird, die Schulleistungen zurückgehen lässt, das ist ihre »unsinnige« Vorderseite – eine Vorderseite, die schließlich dazu veranlasst in eine psychoanalytische Therapie einzutreten. Über den Therapieverlauf ist festzuhalten, dass es zunächst gelang, einige Korrekturen in der Persönlichkeit der Patientin zu erzielen, die anankastischen Mechanismen zu lockern. »Wider Erwarten kam es jetzt nicht«, wie der Kollege berichtet, »zu einer Entfaltung der eigenen Möglichkeiten der Patientin, sondern über Depersonalisierungserlebnisse zu einem Gefühl völliger Leere.« »Zugleich kam es«, wie der Therapeut weiter festhielt, »zum unmittelbaren Abbruch der Behandlung seitens der Patientin und zum Auftreten von Wahnwahrnehmungen«. Sinnestäuschungen traten hinzu, wobei die Patientin den behandelnden Kollegen als Verfolger halluzinierte. Sie wird erneut in die auswärtige Universitätsklinik überwiesen, die sie schon vom ersten Aufenthalt her kennt. Die damals gestellte Diagnose einer Zwangsneurose wird nun durch die Verdachtsdiagnose »paranoid-halluzinatorische Schizophrenie« korrigiert. Retrospektiv kommentiert sie die letzten Sitzungen so: »Es lief alles aus mir heraus, die ganze Energie, das ganze Leben.« Nach der Klinikbehandlung, u.a. wurde eine Insulinkur durchgeführt, stellt sich wiederum der Rekapitulationszwang ein; Perfektions-, Ordnungs-, Kontroll- und Zählzwänge gesellen sich dazu. Eine erneute Änderung im Krankheitsbild tritt nur noch einmal für wenige Wochen auf. Im Rahmen eines stationären Aufenthaltes kommt es wiederum zu einer psychotischen Episode mit Anflügen von Wahnstimmung, Weltuntergangserlebnissen, paranoiden Verfolgungsideen, Depersonalisations- und Derealisationsphänomenen. Auch hier hatte eine mehr aufdeckend geführte Therapie mit heftiger Übertragungsreaktion zu einem Nachlassen des Zwangs geführt. In diesem Zusammenhang findet sich im Krankenblatt folgende Bemerkung der Patientin: »Dafür, dass sich das Zwangsdenken gebessert hat, ist die ganze Welt unordentlich (...) es ist, als ob die ganze Systematik aus dem Leim geht«. Heute dominiert das Zwangssyndrom in vielfältigen Schattierungen dergestalt, dass lediglich in projektiven Tests der Verdacht auf ein latent schizophrenes Geschehen aufkommen kann.

Diesen Sachverhalt, dass es offensichtlich anankastischen Phänomenen gelingen kann, den schizophrenen Prozess über Jahre in der Latenz zu halten, belegt auch der Fall von Paul Z.:

Obwohl immer wieder der Verdacht auf eine Psychose sich regte – beispielsweise traten coenästhetisch anmutende Beschwerden auf, sobald der Patient in seinen anankastischen Wiederholungen das früher Erfahrene nicht als je Eigenes emotional verinnerlichen konnte (der Patient begegnete zuweilen im zwischenmenschlichen Bezug so autistisch-manieriert, dass sich ausgeprägte Präcoxgefühle einstellten) –, so war doch nie eine produktive Symptomatik oder ein typisch hebephrenes Verhalten zu registrieren. Fünf Jahre nach der Klinikbehandlung – der Patient hatte jegliche ambulante Betreuung verweigert – erreichte den Therapeuten ein Brief, der nicht nur eine ausgeprägte Denkstörung verriet, Wort- und Satzfeldstörungen im Sinne von Peters (1973) bot, der Brief gab zugleich Auskunft über diffuse paranoide Verfolgungsideen, wobei der Therapeut und der europäische Hochadel im Zentrum dieser wahnhaften Befürchtungen standen. U.a. machte mich Paul Z. für die ihn persönlich schädigende Vermählung der Heidelbergerin Sylvia Sommerlath mit dem schwedischen König verantwortlich. Eine Nachexploration ergab, dass zum Zeitpunkt dieser blühenden Psychose das Zwangssyndrom nicht zu registrieren war. Der nach wie vor sehr autistisch zurückgezogen lebende Patient betrachtet heute diese psychotischen Erlebnisse als Einbildungen, für diese Einsicht hat er sich aber erneut seinen Rekapitulationszwang eingehandelt, der in seiner »protensiven Insuffizienz« (Janzarik 1965b) und der damit verbundenen Verkümmerung weltzugewandten Erlebens von einem schizophrenen Residualsyndrom kaum mehr zu unterscheiden ist.

Die Betrachtung des hier anklingenden Zeitigungsdefizits kann abschließend unseren interpretatorischen Ansatz in einen größeren Zusammenhang rücken. Das Gemeinsame von Schizophrenie und Zwang sieht Janzarik (1965b) in dieser Defizienz an Zukunftsbezug. Seine psychopathologische Betrachtungsweise begegnet hier lebensphilosophisch orientierten Konzepten der phänomenologisch-anthropologischen Psychiatrie. So reklamiert Gebsattel als gemeinsame Grundstörung von Zwangskrankheit, Melancholie und Schizophrenie eine fundamentale Hemmung der basalen Lebensbewegung. Diese vitale Hemmung verschließe ein Offenstehen auf Zukunft hin. Über das je differente psychopathologische Erscheinungsbild entscheide dann einmal der Grad der jeweiligen Hemmung und zum anderen der Modus der Verarbeitung der vitalen Grundstörung. So setze sich in Abhebung zum Psychotiker der Zwangskranke aktiv mit seiner basalen Zeitigungsstörung und den damit verbundenen gestaltauflösenden Potenzen auseinander (Gebsattel 1954).

Nun – ich meine, dass diese zuletzt angeklungene Auffassung nicht minder auf den psychotisch Erkrankten zutrifft, vorausgesetzt, er bietet eine anankastische Symptomatik. Kommen wir ein letztes Mal auf unsere drei Patienten zurück. Zu beobachten war in allen Fällen ein schwerer Rekapitulationszwang, der nötigte, vergangene Erfahrungen wieder und wieder durchzudenken. Das Vergangene nahm die Perfektform nicht an, wieder und wieder drängte es als Unerledigtes heran und überflutete die Kranken. Gerda A., Paul Z. und Matthias H. können die Vergangenheit als Vergangenheit nicht einfach »sein lassen«, ständig zieht es sie vielmehr in die Vergangenheit zurück. Infolgedessen verschließt sich der Zukunftshorizont, die basale Zeitigung bricht zusammen. Sie wäre wieder herzustellen, gelänge es »Vergangenheit zu bewältigen«, gewesene Geschehnisse noch einmal so zu wiederholen, dass sie als wirklich erlebte, emotional verinnerlichte Geschehnisse, als je eigene Geschichte Geltung hätten. Nur dann wären sie »ad acta zu legen«, wäre Vergangenheit auch abgeschlossen, könnte sich ein Zukunftshorizont öffnen, vermöchte der Betreffende zu existieren ohne, wie Paul Z. sich ausdrückte, »ein toter Mann zu sein«. Auf diese »reparatio« zielt der Rekapitulationszwang ab.

Das Zwangssyndrom des Schizophrenen ist deshalb nicht vorrangig ein Abwehrsystem, das sich gegen unerlaubte Triebregungen richtet. Zwang als Abwehr gegen übermäßig starke aggressive und sexuelle Triebhaftigkeit, konflikthaft mit einem rigiden Überich korreliert – das ist die Psychodynamik der Zwangsneurose. *Zwang als Versuch überhaupt zu »leben«, überhaupt zu »sein«, dem Sog einer entgrenzend-freiflottierenden Verlustangst, die ins »Bodenlose«, ins*

»Nichts« verschwinden lässt, entgegenzuwirken – das scheint seine Aufgabe beim Schizophrenen zu sein. Dass dieser Versuch einer Selbstheilung nun selbst in seinem morbiden Rationalismus mehr und mehr zu einem perniziösen »Restriktionsprozess« (Häfner 1963) führen kann – das ist seine vermeintlich »unsinnige« Kehrseite.

So treffend der klassisch-analytische Ansatz bei der Interpretation der Zwangsneurose heute noch ist, er greift hier nicht weit genug. So lässt sich bei Zwängen in Schizophrenien diese spezifische psychodynamische Strukturierung nicht finden.

Schizophrene ermangeln weitgehend einer triangulären Struktur (»strukturale Triade«; Lang 2011 a), wie sie in der ödipalen Konstellation par excellence begegnet. Wo sich aber kein ödipaler Konflikt findet, kann er auch nicht regressiv abgewehrt werden. Ein pathologisches Primat der analen Zone lässt sich, wie oben angeführt, nicht immer nachweisen (Benedetti 1978, Salzman 1995), und auch nicht immer eine entsprechende »anankastische« Strukturierung. Von einem struktural-analytischen Gesichtspunkt aus, wie ich ihn vertrete, kommt es letztlich nicht auf eine »exakte« phasenspezifische Ableitung an, entscheidend ist vielmehr, dass sich bestimmte Strukturen herausgebildet haben, worin nun das betreffende Subjekt situiert ist, ohne dass man deren Abkunft genau datieren kann. Nicht zuletzt auf der Basis der hier dargestellten Kasuistiken hat sich gezeigt, dass es in Zwängen bei »frühen Störungen« weniger um Überich-Es-Konflikte als um Ängste vor Desintegration, Persönlichkeitszerfall und Identitätsverlust geht. Das Zwangssyndrom fungiert nicht nur als konfliktentlastender Kompromiss zwischen Triebregungen und deren Abwehr – z. B. wehrt die frühe Patientin Freuds Schuldgefühle ob ihrer sexuellen Verfehlung durch einen Waschzwang ab, zugleich aber wird sie durch den Waschvorgang der Genitalien erregt –, sondern als *autoprotektiver* Versuch, eine existenzbedrohende Ich-Fragilität zu stabilisieren, einer psychotischen Entgrenzung und frei flottierenden Verlustangst entgegenzuwirken.

Ein Rekapitulationszwang zum Beispiel, der nötigt, vergangene Erfahrungen, die Ereignisse des abgelaufenen Tages immer wieder durchzugehen und in Gedanken zu wiederholen, kann also dazu dienen, Struktur, Chronologie in eine sich auflösende Persönlichkeit und auseinander brechende Zeitigung zu bringen. So hat sich gezeigt, dass Schizophrene mit langdauernder Zwangsentwicklung einen gutartigen Verlauf nehmen und Depressive mit Zwang weniger suizidgefährdet sind als Melancholiker ohne Zwangssymptomatik (Müller 1953, Gittleson 1966, Lauter 1962).

Entsprechend spricht Quint (1984) vom Zwang »im Dienst von Selbsterhaltung«. Für Brunnhuber (2001) erweist es sich, dass dem Phänomen des Zwangs auf niedrigem Strukturniveau keine primär pathologische, sondern eine »quasi-physiologische« und ich-erhaltende Aufgabe zukommt. Er grenzt deshalb einen »frühen Anankasmus« von der »reifen« Zwangsneurose ab. Bei der Mobilisierung zwanghafter Wiederholungen und Kontrollen geht es, wie Mentzos (2011, S. 103) ausführt, jetzt offensichtlich »um den Anteil eines ontogenetisch älteren Kontroll- und Schutzsystems für den Fall einer ernsthaft gefährdeten Selbstkohäsion und Identität«. Auf der Basis von Fallskizzen diskutieren Dümpelmann und Böhlke (2003) Wechselwirkungen zwischen Zwang und Psychose und kommen dabei zu dem Schluss, dass psychotische Manifestationen durch Zwangssymptome gemildert oder gar latent gehalten werden. Bürgy (2005) unterscheidet zwischen primären Zwangsvorstellungen mit folgenden Zwangshandlungen, wie sie sich typischerweise in einer Zwangsneurose finden, und »sekundären« Zwangshandlungen, die im Hinblick auf drohende psychotische Entgleisungen eine gegenregulatorische Funktion einnehmen. Auch er illustriert dieses Konzept an eindrucksvollen Falldarstellungen.

Wie bei Psychosen können zwanghafte Mechanismen bei Borderline-Störungen Teil eines komplexen Abwehrsystems sein, welches zur typischen Pseudostabilität der Borderline-Persönlichkeit beiträgt und sowohl dem Schutz vor depressiven Ängsten wie auch vor psychotischer Desintegration dient (Steiner 1993, Weiß 2009).

5.2 Zwang und Depression

»Seit meiner Abreise weißt Du nichts mehr von mir, auch Du ließest mich nie etwas wissen. Da ich voraussetze, dass es Dir doch recht ist, etwas von mir zu wissen, und da auch andere Gründe dazu verpflichten, bin ich so frei, Dir zu schreiben und vor allem mich zu entschuldigen, dass ich noch nicht Deinem Wunsche nachkommen konnte. Magst Du Dir denken oder gedacht haben was immer, es war nicht Faulheit, es war noch viel mehr, es war gänzliche Verkommenheit und Verlassenheit, gänzliche Entnervung und Überreiztheit. Ich befand mich in dem schrecklichsten Zustand. Dir nur Dir gestehe ich es, schweige doch hierüber. Noch eine kleine Spanne Zeit, und ich bin ein Opfer, bin verloren.«

So der 42-jährige Anton Bruckner in einem Brief an seinen Freund Reinhold Weinwurm. Der Brief kommt aus der Kuranstalt Bad Kreuzen, die Bruckner zur Therapie seiner schweren Depression und Lebenskrise aufgesucht hatte. Als im Frühjahr 1867 sein Lebensgang immer mehr in eine Sackgasse geraten war, der berufliche Erfolg ausblieb und Versuche, eine Partnerschaft aufzubauen, nicht minder erfolglos waren, Versuche, die ihn der Lächerlichkeit preisgaben, erkrankte der Komponist Anton Bruckner an einer schweren Melancholie, die ihn in die Kuranstalt Bad Kreuzen führte.

> Mehr und mehr geriet er während des Aufenthalts in eine »Zählwut«, »indem er die Fenster eines großen Gebäudes immer wieder abzählte, bis er sich mit einem plötzlichen Entschluss und dem Ausdruck, als habe er eine große Entdeckung gemacht – Heureka! – davon trennte. Er setzte dann seinen Weg befriedigt fort, um aber plötzlich, einem Zwang gehorchend, wieder umzudrehen und die Betrachtung oder Zählung nochmals zu beginnen.
>
> Er zählt die Löffel beim Essen, hält sich die Taschenuhr ans Ohr, zählt ihr Tick und zählt ihr Tack, er zählt auf dem Berg die Felsbrocken, zählt Steine, zählt Bachkiesel, zählt Sandkörner, zählt die Blätter an den Bäumen, Pflastersteine auf der Straße, Scheiten im Holzstoß. Zählt auf dem Friedhof der Gemeinde Kreuzen, der ihn eines Tages magisch anzog, Grabstein um Grabstein, zählt Obelisken, Marmorsäulen, trauernde Engel aus Muschelkalk, stutzte vor Steinen mit Giebelfeldern, die den Grabmälern Beethovens und Schuberts vom Wäringer Friedhof glichen. Eine Dame, die an seinem Tisch saß, bat er, ein mit vielen Perlen besticktes Kleid nicht mehr zu tragen, da er sich gezwungen sähe, all diese Perlen durchzuzählen.

Später in Wien, oft in Stunden tiefster Melancholie und Trübsal ob seiner vernichtenden Niederlagen als Komponist, flammte der Zählzwang immer wieder auf. Ein Schüler berichtet Folgendes:

> »Einst ging ich in Wien mit Bruckner an dem Riesengebäude ›Heinrichshof‹, der Oper gegenüber, vorbei. Bruckner blieb stehen und begann plötzlich die Fenster zu zählen. Natürlich verrechnete er sich, begann von neuem, wurde immer erregter, und um ihm zu helfen, begann ich mitzuzählen, bis glücklich alle Fenster der Hauptfassade gezählt waren. Nun ging er aber auf die andere Seite des Hauses und begann dort wieder die beschwerliche Arbeit des Zählens. Auch bei anderen großen Häusern, an denen wir vorüber gingen, erlebte ich

öfter diese Szene. Um die Ursache dieser Zählungen befragt, konnte Bruckner keinen Grund angeben« (Göllerich und Auer 1922).

Was hier bei Anton Bruckner begegnet, ist einmal eine schwere depressive Episode, die sich später immer wieder wiederholen sollte, wenn auch nicht in diesem Ausmaß, und eine Zwangserkrankung, die sich vor allem als »Zählzwang« manifestiert.

Die statistischen Nosologen sind sich darin einig, dass bis zu 67% der Zwangskranken im Laufe ihrer Krankengeschichte an einer behandlungsbedürftigen Depression leiden. Handelt es sich nun bei dieser auffallenden Komorbidität um eine zufällige Assoziation oder ist hier ein spezifischer, genuiner Zusammenhang zu finden? Einen solchen möglichen Zusammenhang aufzuzeigen ist Thema dieses Kapitelabschnitts. Er wird besonders an drei Punkten zu diskutieren sein.

Zunächst noch einmal die historische Perspektive. Freuds berühmtester Patient, der schon mehrmals genannte »Wolfsmann«, kann hier, wie wir gesehen haben, veranschaulichen – von Freud bekanntlich als Zwangsneurotiker gesehen und analytisch behandelt. Kraepelin indessen, der schon den Vater dieses jungen russischen Adeligen wegen manisch-depressiven Irreseins behandelt hat, stellte beim Sohn die gleiche Diagnose. Das erstaunt vielleicht deshalb nicht weiter, weil, wie wir erwähnt haben, Kraepelin (1904) dahin tendierte, das sog. »Zwangsirresein« dem manisch-depressiven Formenkreis selbst einzugliedern.

Aus heutiger Sicht ließe sich natürlich auch eine analoge Konstitution denken. Nach Ansicht vieler biologisch orientierter Autoren sprechen depressive Symptome, die mit Zwängen assoziiert sind, auf selektive Serotonin-Wiederaufnahmehemmer und Clomipramin an – nicht aber auf konventionelle Antidepressiva. Montgomery et al. (1992) argumentieren, dies sei als Hinweis zu werten, dass depressive Symptome integrale Bestandteile der Zwangsstörung sind.

Unbestritten indessen das Phänomen der sog. »sekundären Depression«. Eine Übersicht über die neuere Literatur legt nahe, die Zwangserkrankung unter Störungen einzureihen, *die man gemeinhin »schwere Störungen« (Severe Mental Disorders, SMD) nennt.* Bei einer chronischen Zwangserkrankung finden sich regelmäßig hohe Raten der Beeinträchtigung der Arbeitsfähigkeit, der Einbindung in Partnerschaft und Familie, generell der Lebensqualität überhaupt. Hilf- und Hoffnungslosigkeit ob der Ohnmacht gegenüber einem Steuernkönnen der eigenen Zwangssymptomatik und der daraus beeinträchtigenden Konsequenzen lassen verständlich werden, dass sich sekundär und komorbid Depression bzw. Melancholie einstellen.

Weniger offensichtlich die weitere, quasi umgekehrte Variante des Zusammenhangs zwischen Zwang und Depression. Zunächst kann ein simultanes Auftreten begegnen bzw. kann es überhaupt schwierig sein, nosologisch einzuordnen. Ständiges Grübeln – ein depressives oder ein zwanghaftes Symptom? Oder – und das ist der interessanteste Fall – ein depressives Syndrom ist da und wird von einem Zwangssyndrom gefolgt. Wie sind hier entsprechende Zusammenhänge zu denken?

Kommen wir zunächst auf eine Krankengeschichte meines Vorvorgängers in Würzburg zurück, des Begründers des Instituts für Psychotherapie und Medizinische Psychologie, dessen engagiertes Interesse, wie wir bereits im vorherigen Abschnitt gesehen haben, gerade der »Welt des Zwangskranken« galt. Weitere Fallskizzen können dann weiter vertiefen.

In einer Arbeit, betitelt »Zeitbezogenes Zwangsdenken in der Melancholie«, schildert Gebsattel den Fall eines 20-jährigen Mädchens, das im Anschluss an die Pflege ihrer melancholischen Mutter ebenfalls an Melancholie erkrankte, wobei neben der typischen depressiven Symptomatik eine eigenartige Störung des Zeiterlebens begegnete.

> »Ich muss unaufhörlich denken, dass die Zeit vergeht. Während ich jetzt mit Ihnen spreche, denke ich bei jedem Wort ›vorbei‹, ›vorbei‹, ›vorbei‹ ... Wassertropfen sind unerträglich, machen mich rasend, weil ich immer denken muss: Jetzt ist wieder eine Sekunde vergangen, jetzt wieder eine Sekunde. Ebenso wenn ich die Uhr ticken höre. Ich habe meine Uhren stehen lassen und versteckt (...) Jetzt rede ich, das dauert so und so lange, dann tue ich das, dann jenes, und das alles dauert 60 Jahre, dann sterbe ich, dann kommen andere, die leben auch ungefähr so lange und essen und schlafen wie ich, und dann kommen wieder andere, und so geht das weiter, ohne Sinn, Tausende von Jahren (...). Mit allem, was ich tue, wird die Strecke, die mich vom Tode trennt, kürzer (...) der Gedanke, dass alles vergeht und dass das Leben immer kürzer wird, macht mir Angst (...). Darum will ich mir immer das Leben nehmen, um von diesem Denken loszukommen (...)« (Gebsattel 1954, S. 2f.)

In seiner lebensphilosophisch orientierten Interpretation sieht Gebsattel hier die normale Zeitstruktur des Erlebens (die »gelebte« oder »lebensimmanente Zeit«) durch eine vitale bzw. endogen bedingte Hemmung verändert. »Das Fortschreiten, der Selbstverwirklichungsdrang der Persönlichkeit, ihr Werdelauf und Entfaltungsschwung ist angehalten. Sie ist zu einem Stillstand verurteilt in Gebieten, in denen es normalerweise keinen Stillstand gibt« (Gebsattel 1954, S. 7ff.). Das 20-jährige Mädchen sieht sich offensichtlich in einer so ungewöhnlichen und pathologischen Weise mit seiner Endlichkeit konfrontiert, dass es sich vom Werden, dem in natürlicher Selbstverständlichkeit quasi bewusstlosen Dahinleben, abgeschnitten findet.

In Fortsetzung seiner Interpretation führt Gebsattel aus, dass auch gesunde Menschen in einer ständigen Relation zum Tode stehen, ebenso wie in einer ständigen Relation zur Zeit. Diese Relation sei aber keine Bewusstseinsrelation, denn solange wir aktiv und produktiv leben, denken wir eigentlich nicht an den Tod. Aber trotzdem ist er unserem gesamten Leben immanent, denn es steht unter dem Motto »Stirb und werde«. »Werden« ist so immer auch wesensmäßig ein partielles Sterben, denn immer geben wir irgendwelche Lebensstellen auf, um weiterzugehen. Ein geschaffenes Werk beispielsweise ist ein zum Abschluss gekommenes Stück Leben. Auch in einer Liebe, die erfüllt ist, vergraben wir ein Stück Leben, das nie mehr wiederkehrt. Ebenso lassen wir beim Übergang von der Kindheit zur Jugend und schließlich zum Erwachsenenalter Lebensstufen hinter uns, überantworten sie gleichsam dem Tod. Die Akzeptanz des Goetheschen »Stirb und werde« war dieser Patientin nicht möglich.

Wie ist nun hier der Registrierzwang zu sehen? Mit diesem Zwang nimmt »die Kranke die innere Lähmung, ihre endogene Hemmung, nicht einfach hin«. Melancholiekranke sonst erleiden einfach ihre Hemmung, liegen im Bett und rühren sich nicht, klagen, aber wehren sich nicht. Sie dagegen findet sich im Kampfe mit ihrer Krankheit, d. h. der Melancholie. Oder, um es mit Erwin Straus (1928), der ebenfalls über das Zeiterleben in der Psychopathologie gearbeitet hat, zu formulieren: »Der ohnmächtige Versuch, die Ich-Zeit anzutreiben, kann sich als Zwang äußern, den unaufhaltsamen Ablauf der äußeren Zeit dauernd beachten zu müssen und an allen nur möglichen Erscheinungen, die das sinnlose Vorbeistreichen der Zeit deutlich machen, zu konstatieren.« Im Lichte moderner Systemtheorie könnte man sagen, dass die Patientin über den Registrierzwang versucht, das sich passiv an ihr Vollziehende in den Griff zu bekommen, in die eigene Verfügungsgewalt zurückzuholen, wenn natürlich auch wiederum auf pathologische Weise.

Ein Zwang wie ein *Zählzwang* kann dieser Werdenshemmung entgegenarbeiten, bewegt man sich doch zählend von Zahlenstelle zu Zahlenstelle und in der objektiven Ordnung der Zahlenreihe vorwärts.

Über einen Zählzwang berichtet auch eine 52-jährige Angestellte und Verkäuferin, die immer wieder an depressiven Episoden erkrankt. Permanent ist sie

> damit beschäftigt, die Gegenstände des Raumes zu zählen, die Bleistifte auf dem Schreibtisch, die Blätter der Zimmerpflanzen, die Gäste im Restaurant, die Speisen auf der Speisekarte usw. Während des Erstinterviews zählt sie die Aktenordner und Bücher an den Wänden und das jeweils dreimal, da aller guten Dinge drei sind. Hinzu kommt noch ein Wiegezwang (»Alles wird gewogen, sogar die Post, die ich bekomme«).

Was bedeutet dieser Zwang? Soll hier eine Mathematisierung der Welt das innere Chaos externalisiert ordnen und bannen? Wir werden im nächsten Kapitel noch ausführlich auf diese Patientin zu sprechen kommen. Diese Art therapeutischer Selbsthilfe durch einen Zählzwang belegt wohl auch die nächste Fallskizze.

1998 berichtete auf einer unserer Tagungen Stavros Mentzos über einen manisch-depressiven Patienten, der sich im Alter von fünf Jahren immer wieder durch kritische Äußerungen der Eltern und durch Schikanen der Geschwister unglücklich und verlassen fühlte – bis er folgende Entdeckung machte:

> »Er ging unbeobachtet, wenn er in diese Stimmung geriet, aus der Haustür und lief ums Quadrat, wobei er seine Schritte von eins bis vier und noch einmal von neuem von eins bis vier zählte. Zu dem Zeitpunkt, wo er dann zurück an die Tür kam und in das Haus ging, spürte er keine Traurigkeit, keine Wut und keinen Schmerz mehr. Er war nicht glücklich, aber innerlich ruhiger und geordneter« (Faller und Weiß 2000, S. 24).

Es ist offensichtlich ein antidepressiver Effekt, der mit diesem Zählakt einhergeht. Eine weitere Fallskizze kann diese Deutung noch verstärken.

> Nach einer Totgeburt und dem damit zeitlich zusammenfallenden Tod des Schwiegervaters fiel die (S. 44) schon erwähnte 30-jährige Frau in eine tiefe Depression, die schließlich in einen depressiven Stupor mündete – sie saß völlig unbewegt auf einem Stuhl und starrte kommunikationslos vor sich hin. In dieser Situation, sie starrt auf den Teppich, beginnt sie plötzlich zu zählen, zählt die Muster, zählt alles, was man auf einem solchen Teppich zählen kann.

Offensichtlich zwingt jetzt der Zwang zu einer Aktivität, die einen ersten Schritt aus der depressiven Erstarrung heraus bedeutet. In gewisser Weise kann das auch schon der Normale erfahren, dass dann, wenn er sich niedergeschlagen, apathisch fühlt, eine Art Aktivität, und sei es nur das Aufräumen des Schreibtisches, aus einer Verstimmung herausführen kann – und dies vor allem dann, wenn eine Persönlichkeit anankastisch, d. h. sehr ordentlich strukturiert ist.

Wenn ein Schüler Bruckners bemerkt, dass der Meister keinen Grund für seine Zählungen angeben konnte, so glauben wir wohl jetzt den Grund zu kennen. Es ist offensichtlich mit ein antidepressiogener Effekt, der mit diesem Zählzwang einhergeht. So waren es letztlich nicht oder zumindest weniger die damals üblichen Kalt-Warm-Wasser-Kuren, über die sich Freud schon mokiert hatte, die hier halfen, sondern die pathologische Selbsthilfe eines Zählzwangs.

Wir hatten im vorigen Kapitel gesehen, dass es in Zwängen bei Schizophrenen weniger – wie es traditionell üblicherweise aufgefasst wird – um Überich-Es-Konflikte als um Ängste vor Desintegration, Persönlichkeitszerfall und Identitätsverlust geht.

Das Zwangssyndrom fungiert, wie wir oben ausgeführt haben, nicht nur als ein konfliktentlastender Kompromiss zwischen Triebregungen und deren Abwehr, sondern als autoprotektiver Versuch, eine existenzbedrohende Ich-Fragilität zu stabilisieren, einer psychotischen Entgrenzung und frei flottierenden Verlustangst entgegenzuwirken.

Zwanghaftes Denken und Verhalten scheint letztlich, wie schon ausgeführt, eine *allgemeine Reaktionsform* (Lang 1985) zu sein, die angesichts von Verunsicherung, Angst und Entordnung *als ordnendes, autoprotektives Gegenregulans imponiert.* Zwang erfüllt auf diese Weise, so pathologisch er auch imponieren mag, ein fundamentales Sicherungs- und Kontrollbedürfnis des Menschen.

Und Analoges scheint nun für einen möglichen Zusammenhang zwischen Zwang und Depression zu gelten. Lauter (1962) hat in seinen vergleichenden Untersuchungen zur »anankastischen Depression« festgestellt, dass depressive Insuffizienzgefühle, Schuldideen und Versündigungsgedanken bei Depressiven mit Zwang nie das »verzweifelt-selbstzerstörerische Ausmaß« von Depressiven ohne Zwang erreichen. Es resultiert, dass suizidale Intentionen bei der Zwangsdepression eine »erstaunlich geringe Rolle« spielen. Zum gleichen Ergebnis kam Gittleson (1966) bei seinen Untersuchungen auf Zwangssymptome bei 398 endogen Depressiven. Er ermittelte, dass Depressive mit Zwang erheblich weniger suizidgefährdet waren als Depressive ohne Zwangssymptomatik – obwohl die entsprechenden Zwangsinhalte häufig eine suizidale Thematik hatten. Der Zwang scheint hier eine »Bremswirkung« auf die melancholische Auflösung aller bisher geltenden Welt- und Selbstbezüge und die damit häufig verbundene massive Autodestruktivität zu haben. Bremswirkung beispielsweise insofern, als der Depressive diese Destruktivität mittels des Zwangs nach außen wendet, der

Zwang zugleich aber sichert, dass der Kranke nicht zur Tat schreitet – ganz im Gegensatz zum melancholischen Wahn. Tellenbach (1963) hat festgestellt, dass fremdschädigende Zwangsbefürchtungen bei Melancholikern gut auf Imipramin ansprechen. Wir meinen, dass die antidepressive Medikation nicht vorrangig den Zwang beseitigt, das Medikament vielmehr den Kranken aus seiner psychotischen Entgleisung zurückholt und er deshalb der Selbsthilfe des Zwangs nicht mehr bedarf.

Psychodynamische und anthropologisch-psychiatrische Konzepte sind sich darin einig, dass der Depressive mit als Bedingung seiner Erkrankung häufig eine charakteristische »prämorbide« Persönlichkeitsstruktur aufweist (vgl. Lang 2000b, S. 205 ff.). Die Psychoanalyse spricht von »depressiver Struktur«, die Psychiatrie nach der Formulierung meines psychiatrischen Lehrers Tellenbach (1961, S. 126 ff.) vom »Typus melancholicus«. Tellenbach sieht dabei als charakteristischen Zug die Neigung zur »Inkludenz«, d. h. die Tendenz, »sich mit den Mitmenschen und den Dingen der Nähe einzuschließen«.

Insbesondere strukturiert »Inkludenz« die Beziehung des Subjekts zum Anderen. Der »Andere«, der quasi suchtartig gesucht wird, ist häufig der Lebensgefährte, ein naher Verwandter (z. B. ein Elternteil, ein Geschwister, ein erwachsenes Kind) oder auch ein Vorgesetzter, ja, der eigene Körper. Dieser »dominant other«, wie Arieti (1977) sich ausdrückt, kann aber auch auf abstraktem Niveau begegnen: als Firma, bei der der Depressive arbeitet, als Institution oder als eine bestimmte Gruppe, ja, als Staat mit seinen Normen. In seiner ausgeprägten Pflichtorientierung, seinem »hypernomischen Sozialverhalten« (Kraus 1977) ist er mit Rollen überidentifiziert, wie sie vor allem das »Überich« unserer Leistungsgesellschaft vorschreibt. Er braucht diese Rekrutierung des »dominant other« und seiner Substitute, die bis zur Überidentifizierung und Verschmelzung geht, offensichtlich zur Konstitution eigener Identität. Das erklärt zugleich die existentielle Angewiesenheit auf die Realpräsenz der »dominierenden« Objekte, das hartnäckige und zuletzt verzweifelte Bestreben, diesen selbststabilisierenden Versuch unter allen Umständen aufrechtzuerhalten. Im Lichte der Theorie Lacans begegnet der depressiv Strukturierte als ein Subjekt, das die eigene Mangelverfasstheit nicht akzeptieren kann und deshalb der Illusion anhängt, in der narzisstischen Rekrutierung des Anderen als affirmierendes »Selbstobjekt«, in der verschmelzenden Verbindung mit ihm, dieses schon ontologisch gegebene Fehlen an der Fülle des Seins verleugnen zu können. Diese Strukturierung bedeutet eine ständige und spezifische Gefährdung, die sich im Begriff des »Objektverlusts« verdichtet – wobei natürlich für den Begriff »Objekt« all das steht, was die prämorbide Egoität

»mitbildet« und aufrechterhält. Eine Dekompensation droht insofern ständig – eine Dekompensation insofern, als Entleerung, »Ich-Verarmung« (Freud 1916, S. 440) eintritt, sobald das abstützende Korsett entfällt.

Mehr und mehr erweitert sich heute die prämorbide altruistisch orientierte Persönlichkeit des Typus melancholicus (Mundt 2011) in Richtung narzisstischer Strukturiertheit. Entsprechend finden sich heute depressive Verstimmungen vor allem als Folge von Kränkungs-, Versagens- und Verunsicherungserlebnissen – Traumatisierungen, die ganz vorrangig den Selbstwert betreffen, seine Realisierung unterminieren. So narzisstisch strukturiert, manifestiert sich jetzt diese Art der Depression nicht mehr vorrangig durch Schuld-, sondern durch Schamgefühle. Dabei scheint sich nicht selten das Subjekt als so verantwortlich zu erleben, als ob es wie ein Gott glaubt, sich selbst geschaffen zu haben – umso mehr schämt es sich dann seiner Unzulänglichkeiten, seines Versagens. »Aut Caesar aut nihil« heißt die unerbittliche Alternative. So hatte Adolf Merckle, aus einfachen Verhältnissen kommend, ein riesiges Firmenimperium aufgebaut, das er nun in der globalen Finanzkrise zur Hälfte verloren hatte. Der Erfolg hatte ihm immer Recht gegeben. Das führte, wie sein Sohn bemerkte, zu »Allmachtsphantasien«, jetzt hatte er keine Achtung mehr vor sich selbst und warf sich vor einen Zug. In seiner berühmten Schrift »Die Krankheit zum Tode« schreibt Kierkegaard, dass dann, wenn »der Herrschsüchtige bzw. Ehrgeizige, dessen Losung ›Cäsar oder nichts‹ lautet, nicht Cäsar wird«, er darüber verzweifelt. »Gerade weil er nicht Cäsar wurde, ist es ihm jetzt unerträglich, er selbst zu sein« (1997, S. 20; vgl. auch Lang 2014).

»Trauerarbeit« würde diese Verlustthematik in ihrer perniziösen Konsequenz überwinden, von der Identifikation mit dem Verlorenen lösen, Distanz schaffen, neue Möglichkeiten der Daseinsverwirklichung eröffnen. An der Stelle des »verlorenen Objekts«, was dies auch immer gewesen war, findet sich aber nur »Leere«, nichts Tröstendes, nur Hoffnungslosigkeit.

Der Melancholiker ist weder zur Trauerarbeit noch zu einer Art Objektsubstitution fähig. Er steht quasi vor einer absoluten Leere. Und hier kann, wie wir gesehen haben, ein Zwang mitigierend eingreifen.

KAPITEL 6

Das Messie-Syndrom

Nicht zuletzt durch spektakuläre TV-Entrümpelungsaktionen ist in den letzten Jahren ein Syndrom in den Vordergrund gerückt, das früher als zwanghaftes Sammeln, Horten und Kaufen bzw. »Vermüllung«, grundsätzliches Nicht-aufräumen-Können quasi danebenher lief. In Anspielung an den griechischen Philosophen Diogenes, der, mit den Augen des Betrachters gesehen, »verwahrlost« in seiner Tonne hauste, haben Klosterkötter und Peters (1985) ein Verwahrlosungssyndrom beschrieben, bei dem ältere Personen, insbesondere Frauen, mehr und mehr dazu neigen, Abfälle und andere nutzlos gewordene Gegenstände zu horten. Nicht selten tritt dieses *Diogenes-Syndrom* nach dem Tod des bisherigen Lebensgefährten auf.

Im Folgenden wollen wir nun auf diese eindrucksvolle Form der Zwangserkrankung, heute Messie-Syndrom genannt (engl. mess = Durcheinander, Unordnung), besonders eingehen, u.a. untersuchen, inwieweit unser Ansatz über ein solches Phänomen Aufschluss geben kann bzw. inwieweit er durch neue Aspekte zu belegen ist. Natürlich war diese Form auch früher aufgefallen, wenn sie zum Beispiel bekannte Persönlichkeiten betraf, so den französischen Komponisten Erik Satie.

> So trug er über Jahre immer denselben Samtanzug, wovon er sich auf einmal ein Dutzend gekauft hatte. Als man ihm das Honorar für seine letzte Komposition »Relâche« überbrachte, versteckte er die Geldscheine mit anderen Papieren zwischen alten Zeitungen, die er mit Unmengen von Papierfetzen in einem Koffer verwahrte. Satie war nicht in der Lage etwas wegzuwerfen, hob quasi alles auf, beispielsweise 69 Taschentücher. »Mit der ihm eigenen peinlichen Ordnungsliebe hatte er in einer alten Zigarrenschachtel mehr als 4000 kleine Stückchen Papier mit absonderlichen Zeichnungen oder kalligraphisch extravaganten Inschriften aufgehoben« (Köhn 1998). Dieses krankhafte zwanghafte Horten war verbunden mit einem Hang zur Symmetrie, was sich dann teilweise in seiner Musik ausdrückte. »Er komponierte beispielsweise ein Stück, das 840-mal wiederholt werden sollte« (Köhn 1998).

Bevor auf die schon im vorherigen Kapitel erwähnte Verkäuferin zurückzukommen ist, sei ein eindrucksvoller Fall referiert, den Ullmar und Scheipers 1992 aus dem Psychiatrischen Landeskrankenhaus Wiesloch, wo ich selbst gearbeitet habe, berichteten:

> Es geht um eine 48-jährige ledige Frau, die zur stationären Aufnahme kam, weil sie versucht hatte, sich mit einer Rasierklinge die Pulsadern aufzuschneiden. Als Grund für diesen Suizidversuch gab sie an, nicht mehr mit dem Leben fertig geworden zu sein. Seit Jahren kam sie nicht mehr mit der Hausarbeit zurecht, ließ die Dinge schließlich einfach liegen, räumte den Abfall nicht mehr weg, brachte ihn nicht mehr zur Mülltonne. Die Wohnung war am Ende so vollgestopft und vermüllt, dass sich kein Fenster mehr öffnen ließ, sie auch nicht mehr waschen konnte und deshalb immer neue Kleidung kaufen musste. Bei einem Besuch zeigte sich die Wohnung in katastrophalem Zustand: »Die Tür war kaum zu öffnen, zwischen schulterhohem angehäuftem Müll gab es nur noch wenige Trampelpfade. Die Badewanne war mit Papiertaschentüchern angefüllt, es flogen Mücken herum und die meisten Kleidungsstücke und Textilien waren von Motten zerfressen. Auffallend war, dass es sich durchweg um trockenen Müll handelte, ohne Fäulnis und ohne Schimmel.«
>
> Im auffallenden Kontrast zu dieser Situation imponierte das äußere Erscheinungsbild der Patientin selbst: Sie galt am Arbeitsplatz – Gruppenführerin mit 15 Mitarbeitern bei einer Postbehörde – und im Bekanntenkreis als »die Dame«. »Nie sei ein Stäubchen an ihr gewesen, sie habe sich immer sehr gepflegt, einwandfrei und teuer gekleidet.« Bekannten war indessen aufgefallen, dass sie in den letzten zehn Jahren nie über ihre Wohnung gesprochen hatte und auch kein Besuch mehr gekommen war. Als jetzt das Kabelfernsehen gelegt werden sollte und sie sich nach anfänglichem Bemühen nicht in der Lage sah nur etwas aufzuräumen, habe sie sich keinen Rat mehr gewusst als den Suizidversuch zu unternehmen.
>
> Lassen sich nun der Biographie Anhaltspunkte entnehmen, die auf eine psychodynamische These schließen lassen, die ein solches Messie-Phänomen verständlich werden lässt?
>
> Im Alter von zwei Jahren war es zur Scheidung der Eltern gekommen, sie blieb beim Vater; er, der eher still und zurückgezogen lebte, heiratete dann in zweiter Ehe eine österreichische Weißnäherin, die sich als sehr hart, aggressiv, launisch und rechthaberisch herausstellte und in der ganzen Nachbarschaft verschrien war. Mehr und mehr wurde die Kindheit der Patientin durch diese

> sie prügelnde und ständig herabsetzende Stiefmutter zur Hölle. Anerkennung gab es nur, wenn sie das Haus mit absolut sauber hielt, bei geringster Unordentlichkeit kam es zu harten Strafen. 17-jährig zog sie nach einer erneuten ernsten Auseinandersetzung mit der sie verfolgenden Stiefmutter aus, konnte dann ihre berufliche Ausbildung abschließen, passager kam es auch zu Beziehungen, so zu einem erheblich jüngeren Mann, der sie schließlich verließ. Kurz darauf kam es zum Bruch mit der einzigen engen Freundin. In diese Zeit fiel ein Besuch bei der leiblichen Mutter, deren Aufenthaltsort die Patientin ausfindig gemacht hatte. Die Begegnung wurde zur großen Enttäuschung, die Mutter erschien ihr völlig fremd. In der Folge vereinsamte sie immer mehr, wurde mehr und mehr initiativlos und vermochte schließlich die häusliche Routine, das tägliche Aufräumen, Putzen und Waschen nicht mehr zu erledigen. In ihrer Persönlichkeit erwies sie sich als sehr selbstunsicher, ängstlich, aggressionsgehemmt, zeigte ein überkontrolliertes Ordnungsverhalten. Im Hamburger Zwangs-Inventar (HZI) fanden sich Hinweise auf Ordnungs- und Kontrollzwänge, Wasch- und Reinigungszwänge sowie unter Zeitdruck Tendenz zur völligen Vermeidung von Ordnungsvorkehrungen.

Offensichtlich gelang es der Patientin nicht, die anfänglich eingebläuten perfekten Putz- und Ordnungsrituale aufrechtzuerhalten. Über die enttäuschende Wiederbegegnung mit der leiblichen Mutter, dem Ende der Beziehung zu einem jungen Mann und vor allem zur langjährigen Freundin kam es über eine depressive Verstimmung zum Zurückbleiben, zur »Remanenz« (Tellenbach 1961) hinter den Anforderungen hinsichtlich penibler Sauberhaltung. Zugleich aber kann die jetzt einsetzende Verwahrlosung »als Ausdruck einer Form späten Protests gegen die stiefmütterliche Sauberkeitsdressur gesehen werden«. In dieser Sicht beziehen sich die Autoren auf meine Ausführungen über den »gehemmten Rebellen« (1986 a). Der Zwangskranke lebt ja häufig dieses Paradox, dass er einerseits wie kein anderer Sauberkeit und Ordentlichkeit auf sein Panier schreibt, *zugleich aber gegen diese Ordnung, wenn auch kaschiert, zu Felde zieht.* Es ist, wie die Autoren weiter ausführen, davon auszugehen, dass die Patientin, da sie es als Erwachsene nicht vermocht hat, entsprechende partnerschaftliche Beziehungen aufzubauen, noch in ihren Primärbezügen hängt und sie sich jetzt, sicherlich mehr unbewusst als bewusst, entsprechend auseinander setzt. So lässt sich das Messie-Phänomen als »gehemmte Rebellion« verstehen. Das Verhältnis des Zwangskranken zur menschlichen Ordnung ist, wie wir ja früher ausführlich gesehen haben, zutiefst ambivalent: Er unterwirft sich dieser Ordnung, gibt sich ihr gegenüber als angepasst, ja, devot, und zugleich geht sein Streben dahin, diese Ordnung, von der er sich dressiert und kaserniert fühlt, zu beseitigen. Eine zu frühe und rigide Sauberkeitsdressur, verbunden mit der Einengung von motorisch expansiver Entfaltung durch die Stiefmutter, hat wohl bei dieser Patientin, statt einen ersten Umriss von »Autonomie« zu verschaffen, primär zu »Scham, Zweifel und Schuld« geführt (Erikson 1950).

Kommen wir nun auf die 52-jährige Verkäuferin zurück. Ganz analog zur Patientin aus Wiesloch türmen sich die Gegenstände bis zur Decke. So ist die Küche kaum mehr benutzbar, das Bad überhaupt nicht, so dass auch die Würzburger Patientin immer wieder zu neuen Kleidern »gezwungen« ist. Hier war nun »paradoxerweise« der schon genannte »Kaufzwang« hilfreich. In Abhebung zur Wieslocher Patientin sind es nicht nur Resignation, Remanenz, Zurückbleiben und Überfordertsein hinsichtlich der eigenen perfektionistischen Putzansprüche, sondern es ist der Zwang selbst, in Form des Kaufzwangs, Fotografierzwangs, kurz des ubiquitären Sammelzwangs, der hier vor allem zum Messie-Phänomen führt.

> So »überbordet« der Kaufzwang, wie die Patientin selbst bemerkt, »alle Maße«, »alles, was mir gefällt, wird gekauft«. So kauft sie nicht nur in Dutzendware Kleider, Nachthemden, beispielsweise 200 Strumpfhosen – »es ist unmöglich, dass ich das hier alles anziehe, überall hängen noch die Preisschilder dran« –, nun vor allem massenweise Bücher, die Patientin ist in vier Buchclubs, zuletzt eine große Lexikothek für 7000 Mark. »Ich brauche das, ich müsste aber 600 Jahre alt werden, um das alles lesen zu können.« Die Patientin ist ob dieser Käufe hoch verschuldet.
>
> »Die Schränke sind bis oben hin voll, aber da können Sie echt schauen, die Handtücher stehen da wie eine Eins, wie bei den Bundeswehrsoldaten, die Bettwäsche so gerade wie mit dem Lineal gezogen. Aber außen türmt sich alles, ich komme gar nicht mehr an die Schränke ran, auch das Bett ist voll bis an die Decke, so dass ich nur noch ganz zusammengekrümmt auf der Couch des Wohnzimmers schlafen kann.« Denn auch das Wohnzimmer ist voll, hier kommen noch die vielen Tiere dazu (Vögel, u.a. zwei Tauben, neun Meerschweinchen, ein Hund).
>
> *»Ich habe die zwei Gesichter: In den Schränken ist peinlichste Ordnung und draußen das Chaos.* Im Geschäft, egal wo ich war und bin, gelte ich als Sauberkeitsfanatiker. Da habe ich immer hinterher gewischt, jeden Brotkrümel beseitigt (Patientin arbeitete zuletzt in einem Lebensmittelsupermarkt), und zu Hause so ein Zirkus.«

Paradoxerweise gibt es auch bei dieser Patientin »Inseln«, wo der eigentlich perfekte Putzzwang sich behaupten kann. So im Beruf. Steins (2003) schildert analog eine Patientin, deren häusliche Küche völlig zugemüllt ist, der es aber andererseits als Hauswirtschaftslehrerin perfekt gelingt, Ordnung zu halten, was zu Hause unmöglich geworden ist. Wie bei der Wieslocher Patientin kontrastiert auch bei unserer Patientin das attraktiv-gepflegte äußere Erscheinungsbild mit dezent gefärbten roten Haaren, großen Ohrringen etc. mit dem sie umgebenden Chaos.

Mit zu diesem Chaos trug sicherlich der Fotografierzwang bei. Massenweise stapeln sich Bananenkartons mit Fotos. Interessanterweise begann dieser Zwang bei der Geburt der unehelichen Tochter. Die Patientin hat selbst keine Fotos über ihre Kinderzeit, das sollte nicht noch einmal passieren. Jede Bewegung des Kindes wird geknipst, von vorne, von hinten, von oben, von der Seite, von unten etc. »Auch meine Mutter, wer weiß wie lange ich sie noch sehe, sie ist immerhin 87, wird deshalb ebenfalls ständig von allen Seiten fotografiert, ich bin da hinterher wie eine Tarantel. Aber egal wen oder was ich treffe, alle und alles wird geknipst.«

Hinzu kommen der ebenfalls schon genannte Zählzwang und vor allem ein Kontrollzwang: »Ich komme nicht zur Türe raus, da wird zwanzigmal geguckt, ob der Herd aus, die Wasserhähne zu, alle Käfige geschlossen sind, ebenso die Türen, auch hier renne ich wie eine Tarantel in der Wohnung rum, bis ich rauskomme. Aber kaum bin ich draußen, schließe ich wieder auf, gehe wieder rein und das ganze Theater beginnt von Neuem. Auch im Geschäft, da will ich auch immer hundertprozentig sichergehen, kontrolliere dann immer wieder.«

Auch bei dieser Patientin stellt sich die Frage nach einem möglichen psychodynamischen Hintergrund, der mit für diese eindrucksvolle Symptomatik verantwortlich ist. Lassen sich Situationen ausmachen, die so belastend waren, dass sie auf dem Boden der Biographie und Persönlichkeit zu entsprechenden »Triggern« wurden?

Es sei zunächst daran erinnert, dass der Fotografierzwang anlässlich der Geburt der (unehelichen) Tochter einsetzte. Die Patientin selbst entstammt der Familie eines Handwerkers. Ihren Vater charakterisiert sie als »lieb und überaus korrekt«. »Ich habe eine schöne Jugend gehabt.« Aber sie habe auch »auf den Kittel gekriegt. Aber dabei ist man ja nicht gleich gefoltert worden.« Nach Abschluss ihrer Lehre als Verkäuferin habe sie unbedingt nach München gehen und dann nach Australien auswandern wollen. Der Vater habe das strikt verboten, habe auch verhindert, dass sie mit jungen Männern ausging. Deshalb habe er abends immer die Tür abgeschlossen (manchmal habe die Mutter sie dann »rauswitschen« lassen), in dieser Zeit habe es auch viele Schläge vom »lieben« Vater gegeben. Noch mit 18 Jahren, als sie schon verlobt war, habe sie wegen Zuspätkommens von ihm Schläge bekommen. Sie verspüre aber keinerlei Aggressivität ihm gegenüber. Die Mutter sei eine »liebe Frau«, ihr in vielem ähnlich, hebe auch alles auf. Die Ehe der Eltern sei sehr gut gewesen, nur dass der Vater Kettenraucher war, habe die Mutter nicht ertragen können. Um von zu Hause wegzukommen, habe sie schließlich einen ärmlichen Bahnbeamten geheiratet. Acht Jahre seien sie zusammen gewesen, er ist auch der erste Mann, mit dem sie sexuellen Kontakt hatte. Aber schon damals habe sie keine Sexualität gewollt.

Hier sei nachgetragen, dass die Patientin zu uns durch eine Überweisung der Universitäts-Frauenklinik kam. Die Einweisungsdiagnose war nun aber nicht die Zwangserkrankung bzw. das Messie-Syndrom, sondern das Faktum, dass sie bei sexuellem Kontakt »noch nie was gespürt habe«. »Für jedes Tierle, jede Schnecke, jeden Regenwurm oder ein Kind habe ich Gefühle, aber noch nie bei einem Partner.« Nach der Scheidung – man sei im Guten auseinander gegangen, habe ja nur wie Bruder und Schwester zusammengelebt – fing die Patientin eine Liaison an, der dann die Tochter entstammt. Ein »sehr lieber und zuverlässiger Mann!« Doch dann kam die Eifersucht. »Der hat mich sowas gequält, unerträglich, er hat mich bis an die Arbeitsstelle verfolgt, zu Hause eingesperrt. Er war ein guter Mann, hat aber alles mit seiner Eifersucht zerstört.« »Ich wurde immer depressiver, traute mir nichts mehr zu, wurde auch an meiner Arbeitsstelle immer unsicherer. Ich arbeitete da als Datentypistin. Mehr und mehr hatte ich Angst, falsche Daten einzugeben. Immer wieder musste ich alles kontrollieren, kam dadurch immer mehr ins Hintertreffen. Die Kollegen, die das mitbekamen, versuchten mich zu beruhigen, es sei doch alles richtig. Trotzdem musste ich immer mehr kontrollieren.« So setzte der Kontrollzwang ein. Parallel spitzte sich zu Hause die Krise mit dem eifersüchtigen Lebenspartner zu.

Die Verunsicherung, die aufgrund der häuslichen Situation, der die Patientin sich wehrlos ausgeliefert fühlte, entstanden war, wirkte sich mehr und mehr auch auf den Arbeitsplatz aus. Beides wurde nun zu einer überfordernden Belastung, die schließlich in die Zwangserkrankung mündete. Die depressive Verstimmung, die sich einstellte, führte schließlich zu einem Aufenthalt in einer Psychosomatischen Klinik. Es gelang ihr jetzt, sich von ihrem Lebensgefährten – einem »emotional starren« und »schwingungsunfähigen Mann« (Originalton Klinik nach einem Paargespräch) – zu trennen.

Das sexuelle Problem setzte sich indessen bei weiteren Partnern fort. »Vielleicht, wenn ich meinen Traummann finden würde, dann wäre es anders.« »Vielleicht in Australien?« Zusammen mit ihrem fünf Jahre jüngeren Bruder, und finanziert durch die Mutter, hatte sie die lang ersehnte Australien-Reise unternehmen können. »Als wir am Ayers Rock waren, habe ich geweint, mich auf den Boden gekniet und die Erde gestreichelt. Mein Traum wäre, dort zu leben, vielleicht ein kleines Restaurant zu betreiben.«

Die diversen Zwänge inklusive des Messie-Syndroms begegnen vielfältig und komplex. Eine eingleisige Ätiologie verbietet sich von selbst. Wie die vielen charakteristischen Ambivalenzen der Patientin zeigen (»Alles war schön und lieb«), wehrt sie sowohl aggressive als auch sexuelle Komponenten in ihren Objektbeziehungen ab. Auf fast infantile Weise versucht sie noch heute »das brave Kind« zu sein, das nicht bestraft werden möchte. Ihr erotisierendes Verhalten – das sich zum Beispiel in einem kokettierenden Gesprächsstil zeigt, weshalb es für sie einfach ist Partner zu finden – nimmt sie eigentlich selbst nicht wahr. So lässt sich eine *ödipale Fixierung* annehmen, in der sie die massiv ambivalente Beziehung zum Vater noch nicht »ad acta legen konnte« und so, wenn die Partner als Übertragungsfiguren begegnen, vor einer intimen Begegnung zurückschrecken muss. Eine solche Verweigerung schürt natürlich die Eifersuchtsphantasmen der Partner (»Dass du es mit anderen treibst!«). Nicht nur libidinös im Hinblick auf das Inzesttabu, sondern auch aggressiv – mehr unbewusst als bewusst – konstellieren sich hier entsprechende Übertragungen.

Überblickt man die frühe Sozialisation und vor allem die Vater-Tochter-Beziehung, ist es nicht nur die ödipal-libidinöse Linie, die zu entsprechenden Hemmungen im sexuellen Bereich führt. Angesichts der massiven Ambivalenz, die quasi auf allen Gebieten für diese Patientin charakteristisch ist, ist es auch *eine erheblich unterdrückte Aggressivität, die die späteren Partnerbeziehungen mitstrukturiert* und sich bei diesem »braven Kind« punktuell als »gehemmte Rebellion« manifestieren kann, so beispielsweise in Form plötzlicher Impulsdurchbrüche. So hat sie einen Partner massiv getreten, als dieser Zärtlichkeiten von ihr wollte. »Aber ich wollte ihm eigentlich nicht wehtun.«

Im Laufe unserer Überlegungen war uns Zwang immer wieder als ein Phänomen begegnet, das dann quasi anspringt, wenn Gefahr droht, die Kontrolle zu verlieren. Und diese Gefährdung besteht insbesondere im sexuellen Bereich (s. Kap. 3, S. 32f. und Lang 2009). Über die Liebe, die zweifellos intensivste Form zwischenmenschlicher Intimisierung, formuliert Hegel (1970):

> »Dieses Verlorensein seines Bewusstseins in dem anderen, dieser Schein von Uneigennützigkeit und Selbstlosigkeit, durch welchen sich das Subjekt erst wiederfindet und zum Selbst wird, diese Vergessenheit seiner, so dass der Liebende nicht für sich existiert, nicht für sich lebt und besorgt ist, sondern die Wurzeln seines Daseins in einem anderen findet und doch in diesem anderen gerade gern sich selbst genießt, macht die Unendlichkeit der Liebe aus« (S. 183).

Ein solches Sich-Verlieren im Einswerden mit dem anderen fürchtet, wie wir schon oben gesehen haben, der Zwangskranke. *Die diversen Zwangssymptome dienen nicht nur der Abwehr latent aggressiver Impulse, sondern gerade auch der Abwehr gegen ein Sich-Verlieren, gegen zu große Nähe überhaupt.* Zwänge stabilisieren, wenn eine solche Identitätsgefährdung droht.

In diesem Kontext ist das Messie-Phänomen, so problematisch es auch ist, als »Schutzwall« zu situieren. Die Wohnung ist so vollgestellt, dass für Besucher, erst recht, wenn sie sich hier niederzulassen trachteten, kein Platz ist. So hatte die Patientin einen Südeuropäer kennen gelernt, der offensichtlich in sie verliebt war und mit ihr zusammen sein wollte. Problematisch war es auch hier mit der Mutter, die jetzt in ihren Neunzigern nicht mehr alleine leben konnte und deshalb wünschte, von der Tochter aufgenommen zu werden (der Vater war schon 20 Jahre zuvor gestorben). Der Zustand der Wohnung erleichterte der Patientin eine entsprechende Ablehnung. Als die Mutter schließlich starb und deren Wohnung geräumt werden musste, übernahm die Patientin alle Kleider, die sich dann zu solchen Haufen türmten, dass sie ihr Schlafzimmer überhaupt nicht mehr betreten konnte und so, wie erwähnt, mit der Couch des Wohnzimmers vorlieb nehmen musste, die selbst nur eine kleine Lücke zwischen den überbordenden Kisten bildete. Auf diese Weise, sagte sie, sei die Mutter noch da. So brauchte sie sich nicht mit diesem Verlust auseinander zu setzen, ihn entsprechend zu betrauern. Hier wird deutlich, welche Bedeutung die vielen Objekte gewinnen können, an die sich die Patientin existenziell gebunden fühlte. Sie füllten offensichtlich eine innere Leere. Und so wird verständlich, wenn die Patientin einmal formulierte: »Wenn jemand käme und alles wegwürfe, den würde ich totschlagen.« Wie Steins (2003) bemerkt, werden »Dinge personifiziert«, begegnet eine *»sentimen-*

tale Objektbeziehung«. So können Objekte auch ein Gefühl von Sicherheit und Behaglichkeit vermitteln und werden deshalb ständig vermehrt.

Und so war es fast konsequent, dass ein sechswöchiger Aufenthalt in einer verhaltenstherapeutisch orientierten Psychosomatischen Klinik wie auch eine 50-stündige verhaltenstherapeutische Einzelnachbehandlung frustran blieben. Da sich im Beckschen Depressionsinventar zugleich eine depressive Verstimmung zeigte, wagte man – quasi ganz tiefenpsychologisch orientiert – keine massierte Expositionsbehandlung der Zwänge, »da diesen deutliche Funktionalität im Sinne der Strukturierung von innerem Chaos und der Ablenkung von negativer Befindlichkeit zukommt« (Arztbrief der Psychosomatischen Klinik). In der ambulanten Therapie, wozu der Therapeut die Patientin selbst aufsuchte, mit ihr einen Vertrag schloss, beispielsweise Zeitungen und Illustrierte, Kataloge und alle möglichen Papiere auszusuchen, um sie dann wegzuwerfen, blockierte die Patientin letztlich alle Bemühungen des Therapeuten – trotz der unterschriebenen Verpflichtung: »Hiermit verpflichte ich mich, morgen früh sämtliche Kataloge und Papiere durchzusortieren und dann entsprechend wegzuwerfen«. Der »gehemmte Rebell« zeigt sich in diesem Fall quasi exemplarisch in der therapeutischen Beziehung.

Das Messie-Phänomen als »Schutzwall« und Alibi: Würde die Patientin jetzt aufräumen, müsste sie sich schuldig fühlen, denn hätte sie dies früher getan, hätte sie ihre Mutter aufnehmen können. Seit ihrer Adoleszenz besteht der massive Wunsch nach Ausbruch, dafür steht Australien, das »Outback«. Doch dieser Schritt ins Weite ängstigt zugleich, ist er doch nicht zuletzt mit vielen Verboten belegt, die wohl längst internalisiert sind. Und hier halten die diversen Zwänge und das Messie-Syndrom fest. So bleibt es bei der Phantasie und dem in diesen Phantasien begegnenden Traummann.

Zwänge und offensichtlich auch das Messie-Phänomen – so paradox das klingen mag – haben eine strukturierende, stabilisierende Funktion. Der Zählzwang, der sich zum Wiegezwang generalisiert, bewirkt, wie schon oben erwähnt, eine Mathematisierung der Welt, kann so externalisiert ein inneres Chaos ordnen und bannen. Für den überbordenden Kontrollzwang und paradoxalen Putzzwang versteht sich dieser »Krankheitsgewinn« quasi von selbst. Schließlich der Fotografierzwang, das Messie-Phänomen: Festhalten, Vergänglichkeit ausschalten, darum geht es. »Die Zeit wird hier zum Raum«, heißt es in Wagners »Parsifal«. Vergänglichkeit, Endlichkeit wird verräumlicht und dadurch in gewisser Weise aufgehoben. Der Sammelzwang – auch hier ein unbedingtes Festhaltenwollen, ein Nichtwegwerfen-, das heißt Nicht-verlieren-Können. Exemplarisch hier, dass sich die Patientin durch die Übernahme der Kleider der Mutter, die sich dann zu solchen

Haufen türmten, dass sie ihr Schlafzimmer überhaupt nicht mehr betreten konnte, gewissermaßen »Trauerarbeit « ersparte. Denn auf diese Weise sei die Mutter ja noch da. So brauchte sie sich nicht mit diesem Verlust auseinander zu setzen, ihn entsprechend zu betrauern. Es ist so, als könne die Zwangssymptomatik den Verlust und die mit ihm verbundenen Schuldgefühle ungeschehen machen.

KAPITEL 7

Therapie der Zwangsstörung (Zwangsneurose)

Einleitende Überlegungen

Die Psychoanalyse hat die längste Tradition in der Behandlung von Zwangsstörungen. Mehr und mehr hat sich indessen in der weitgehend biologisch dominierten Psychiatrie das Klischee gebildet, dass vorrangig Antidepressiva, mit gewaltigem Werbeaufwand als »Mittel der Wahl« angepriesen, helfen können. Quasi additiv wird dann Verhaltenstherapie empfohlen, die sich nun aber selbst als Mittel der Wahl versteht. Bevor wir auf diese Diskussion näher eingehen und dann in aller Breite das psychodynamisch orientierte Konzept der Behandlung von Zwangsstörungen vorstellen, sei auf den verhaltenstherapeutischen Ansatz eingegangen, wie wir ihn in einer früheren Übersichtsarbeit schon skizziert haben (Lang und Weiß 1999).

Therapeutisch leiten sich die *verhaltenstherapeutischen Ansätze* aus dem oben (S. 45 f.) dargestellten lerntheoretischen Bedingungsmodell ab. Zentrales Behandlungsprinzip sind Exposition und Reaktionsverhinderung (response prevention), wodurch der Angst-Vermeidungs-Zyklus unterbrochen und alternative Bewältigungsstrategien erarbeitet werden sollen. Von Bedeutung ist, dass der Patient möglichst bald selbst die Exposition und Steuerung der Reaktion übernimmt (Therapieziel: Selbstmanagement). In der *kognitiven Verhaltenstherapie* wird die Einsicht des Patienten gefördert, dass er selbst durch seine Bewertungen die Störung erst entstehen lässt. Die Veränderung dieser kognitiven Bewertungen erfolgt mittels verschiedener Verfahren, wie z. B. des sokratischen Dialogs, der kognitiven Umstrukturierung etc. sowie durch Verfahren zur Verbesserung von Selbstwertgefühl und sozialer Kompetenz. Vor allem von verhaltenstherapeutischer Seite wurden bisher empirische Untersuchungen zu Kurz- und Langzeiteffekten auf die Zielsymptome vorgelegt.

Hier ist natürlich zu registrieren, dass die überwiegende Mehrzahl der Psychoanalytiker wie auch humanistische Psychotherapeuten an der empirischen Forschung wenig interessiert waren. Dabei wird aber übersehen, dass seit dem Beginn psychoanalytischer und tiefenpsychologischer Behandlungen eine Fülle kasuistischer Darstellungen erfolgreicher psychodynamischer Therapie vorliegt (Dörr 2003).

Seit der Publikation des Artikels von Lang und Weiß (1999) hat sich die Lage empirischer Forschung psychodynamischer Orientierung geändert. Empirische Forschung betrifft bislang v.a. Kurztherapie. Es ist bekannt, dass generell psychodynamische Therapien hier nicht minder erfolgreich sind. In die »samples« dieser Kurztherapien gingen auch Zwangsstörungen ein. Darüber hinaus wurden weiterhin psychodynamisch erfolgreiche Einzelfallstudien mit differenzierenden Überlegungen zur Indikationsstellung, z.B. bei Patienten mit komorbider Borderline-Persönlichkeitsstörung und massiven interpersonellen Belastungen in der Auslösesituation (Chlebowsky und Gregory 2009), vorgelegt. Gerade in der Behandlung der Zwangsstörung mit Komorbiditäten wie Depressionen, somatoformen und Angststörungen und vor allem Persönlichkeitsstörungen kann sich eine psychodynamische Therapie als besonders effektiv erweisen (Shedler 2010). Auch liegen inzwischen Untersuchungen zur analytischen Langzeittherapie mit entsprechenden Effekten über einen Katamnesezeitraum von einem Jahr vor (Leichsenring et al. 2008). In diesem Kontext ist auch die Studie von Jakobson et al. (2007) zu nennen. Vorteile psychodynamisch orientierter Therapie gegenüber anderen Therapieformen ließen sich insofern beobachten, als die positiven Effekte mit der Zeit zunehmen. Schließlich sind Studien zur Wirksamkeit psychodynamischer Therapie in verschiedenen Settings festzuhalten, beispielsweise in der stationären Psychotherapie (Schwarz 1979; Rath et al. 1998; Kartmann 2008).

Sowohl in verhaltenstherapeutischer wie auch psychodynamischer Perspektive gelten »im gesamten Spektrum psychischer Störungen (...) Zwangsstörungen zu Recht als besonders schwierig behandelbar« (Reinecker 2005). So können auch in der Verhaltenstherapie therapeutische Erfolge begrenzt sein, denn »durchschnittlich können 60–70 % der behandelten Patienten eine (nach Y-BOCS) mindestens 35-prozentige Verbesserung ihrer Symptomatik erlangen« (Zaudig 2013). Eine rein medikamentöse Therapie liegt darunter. Bei dieser erzielen maximal 20–40 % eine mindestens 35-prozentige Verbesserung der Symptomatik. Angesichts dieser Zahlen, die in der Regel in spezifischen Settings (z.B. in Vergleichsstudien) in Universitätskliniken mit ähnlichen Methoden gewonnen sind (Tominschek und Schiepek 2007), halten die Autoren fest: »Unser Therapieansatz beansprucht für sich nicht eine Heilung der Zwangsstörung, sondern einen kompetenten Umgang mit deutlich reduzierten Zwangssymptomen bei latent bestehender Vulnerabilität« (2007, S. 132). Hauke (2013) notiert in seiner Übersicht über die Effektivität stationärer Verhaltenstherapie eine Symptomreduktion um 50 %. Nahe an 50 % kommen auch amerikanische Autoren (Abramowitz 2003) bei ambulanter Therapie mit 2- bis 3-wöchigem intensiven Expositionstraining und fast täglichen Kontakten (insgesamt ca. 30 Sitzungen), die soweit wie möglich in der häuslichen Umgebung des Patienten durchgeführt werden (zit. nach Hauke 2013), wobei hier allerdings eine dreimal höhere Abbruchrate zu registrieren war. Als Resümee lässt sich festhalten, dass diese »50 %« einerseits vom Ideal einer vollständigen Heilung beträchtlich entfernt sind, sie aber »in der Praxis (…) einen erheblichen Rückgewinn von Lebensqualität inklusive Wiedererlangen der Arbeitsfähigkeit bei 64 % jener Patienten, welche zuvor wegen ihrer Zwangserkrankung arbeitsunfähig waren, bedeuten« (Hauke 2013).

Trotz dieser Begrenzungen lehrt die klinisch-kasuistische Praxis, dass es zweifellos sowohl in der Verhaltenstherapie als auch in psychodynamisch orientierten Verfahren »Heilung« (in Form von Symptomfreiheit) gibt. Verhaltenstherapeuten selbst entdecken immer mehr die Bedeutung der Beziehung, der Biographie, der Übertragung, die Berücksichtigung unbewusster Vorgänge, der Emotionalität. Insofern nähern sich verhaltenstherapeutische Ansätze zunehmend den bestehenden psychodynamischen Orientierungen an. So können im Bereich der »Auseinandersetzung mit zentralen emotionalen Themen (…) Gemeinsamkeiten verhaltenstherapeutischer und psychoanalytischer Praxis gesehen werden« (Reinecker 2005).

In der Entdeckung z. B., dass die Zwangssymptomatik als ein »multikonditional bedingtes Syndrom mit wechselnden Symptomkonfigurationen und unterschiedlichen intraindividuellen wie interaktionellen Funktionalitäten« (Hand 1992, S. 161) zu sehen ist, »also als Resultat heterogener Einflussvariablen aus früheren wie auch aktuell belastenden Lebensereignissen, elterlichen, schulischen und religiösen Erziehungsstilen, gesellschaftlichen Normierungs- und Anpassungsprozessen, genetischen und z. T. auch hirnorganischen Variablen« (ebd.) betrachtet werden kann, knüpft die Verhaltenstherapie an genuin psychoanalytische Konzepte an – war es doch die Entdeckung Freuds, dass Symptome einen »Sinn« haben und einen »Gewinn« bringen können – Begriffe, die dann in der Verhaltenstherapie, aber auch in der systemischen Therapie als »Funktionalität« bezeichnet wiederbegegnen.

Als Psychiater plädiert der Autor selbstverständlich dafür, dass in bestimmten Fällen eine Kombinationstherapie, sei es mit Pharmaka oder/und verhaltenstherapeutischen Strategien, zur Anwendung kommt. So hatten wir bereits in den 1980er Jahren (Lang 2003b) ein integratives Bulimieprojekt durchgeführt, das verhaltenstherapeutische Verfahren mit psychodynamischem Vorgehen kombinierte. Eine Therapie der Zukunft »schwerer« therapieresistenter Zwangserkrankungen wird nicht umhin können, mehrdimensional vorzugehen (Thomä et al. 2005).

Das Konzept einer »allgemeinen, schulenübergreifenden Psychotherapie«, wie es von Ambühl (Ambühl und Heiniger Haldimann 2005) vertreten wird, schlägt ebenfalls diesen Weg ein. Eine Expositionstechnik kann die bei Zwangskranken therapiehinderliche Affektisolierung durch die Freisetzung von Emotionen auflockern und deshalb für eine konfliktzentrierte Therapie gute Voraussetzungen schaffen. Ebenso lassen sich natürlich systemische Ansätze, wie sie beispielsweise Tominschek und Schiepek (2007) konzipieren, genuin in ein solches Konzept einbauen.

Im Folgenden wird nun die Praxis psychoanalytisch-tiefenpsychologischer bzw. psychodynamischer Therapie *systematisch* dargestellt.

7.1 Herstellung und Aufrechterhaltung eines Arbeitsbündnisses

Dass Psychotherapie wirkt, ist heute unbestritten. Als wichtigste Prädiktoren gelten dabei die *therapeutische Arbeitsbeziehung und die Offenheit des Patienten bzw. dessen Bereitschaft, sich auf eine Therapie einzulassen* (vgl. Orlinsky et al. 1994; Faller 2004). Zum ersten Punkt heißt es im »Handbook of Psychotherapy and Behavior Change«: »Die höchste Evidenz hinsichtlich des Zusammenhangs zwischen Therapieprozess und Therapieergebnis findet sich bei der therapeutischen Beziehung bzw. der therapeutischen Allianz. Dies zeigen mehr als tausend »process-outcome«-Ergebnisse (Orlinsky et al. 1994).« Dabei ist die therapeutische Beziehung einmal ein Wirkfaktor per se und zum anderen bildet sie die Basis dafür, dass spezifische Techniken wie beispielsweise Deutungen greifen. Das bedeutet für den Therapeuten, dass er generell den psychotherapeutischen Grundprinzipien »Geduld, Empathie, Verständnis und Respekt« zu folgen hat (vgl. Lang 2003b). Dabei ist zu berücksichtigen, dass der Patient eher dazu bereit ist, wenn er gerade am Anfang Ängste um Autonomie, Abhängigkeits- und Nähe-Distanz-Regulierung respektiert findet, bildet doch gerade ein Zwangssyndrom, wie wir gesehen haben, einen »pathologischen« Lösungsversuch dessen, sofern die Symptomatik Kontrolle, Distanz, Abgrenzung verschafft (vgl. Amitai 1977). Hand in Hand sollte mit zunehmendem Leidensdruck ein entsprechender Gesundungswille gehen. Hier können schon anfängliche Ängste entstehen, sofern Gesundung auch mit Änderungen verbunden ist. So zum Beispiel bei der Patientin mit stundenlangem Wasch- und Dusch-Zwang, der eine Fortsetzung des Studiums völlig verunmöglichte und unter so massivem Leidensdruck stand, dass sie oft stundenlang schrie. Trotz dieser Qualen sagte sie schon im Erstgespräch, ihre größte Angst sei, durch eine Psychoanalyse in ihrer Persönlichkeit verändert zu werden.

Entscheidend ist natürlich, dass der Leidensdruck den Gewinn, den ein Patient aus seiner Erkrankung zieht, überwiegt. So ist beispielsweise zu sehen, dass die Symptomatik das betreffende Subjekt ins Zentrum der Aufmerksamkeit rückt, Dominanz über Angehörige verschaffen kann, und das nicht selten bei Menschen, die bislang hintanstanden. Es sei hier an Mr. N. erinnert (vgl. S. 27). Ganz analog verhält es sich bei der gerade genannten Patientin (siehe unten, S. 115).

Ob der zweite große Prädiktor, die »Offenheit« des Patienten, zu einem positiven Ergebnis führen kann, wird dann entscheidend davon abhängen, inwieweit es zum »Austarieren« dieser Konfliktdynamik kommt.

»Positiv« kann sich auswirken, dass die Erkrankung die Entfaltung »anankastischer« Charaktereigenschaften wie Ordentlichkeit, Disziplin und Perfektionismus behindert, »ein Nicht-Können eine erneute Entwertung bedeutet« (Quint 1988, S. 41) und dadurch die soziale Anerkennung blockiert, die diese Merkmale verschaffen, weshalb sich depressive Versagensgefühle einstellen können.

7.2 Bildung einer positiven bzw. idealisierenden Übertragung

Die Berücksichtigung der strukturellen Konfliktdynamik und der psychotherapeutischen Grundprinzipen wird die Entstehung einer positiven Übertragung fördern, in der sich jetzt Gefühle des Vertrauens, der Erwartung von Hilfe, die in früheren wichtigen Beziehungen erfahren wurde, auf den Therapeuten »übertragen« finden. So kann sich zum Beispiel im Falle der Bibliothekarin (S. 17 f., 20, 30 f.) die ödipale Attraktion bei einem männlichen Therapeuten positiv auswirken. Das »magische« Weltbild kann indessen dazu verleiten, im Therapeuten ein omnipotentes oder zumindest, mit Lacan (1978, S. 236) zu sprechen, ein »wissendes Subjekt« zu sehen. Hier stellt sich weniger eine objektbezogene als eine narzisstisch-idealisierende Übertragung ein. Wie Kohut (1969, S. 329) formuliert: »In der ungestörten (idealisierenden) Übertragung fühlt sich der Patient stark, gut und tüchtig.« Verhaltenstherapeutische Erfolge mögen hier mit ihren Grund haben, sind sie doch mit dem

Fakt verknüpft, dass sich der Therapeut in seinem Behandlungsplan als ausgemachter Experte präsentiert. Bei dieser Art der Stärkung des Arbeitsbündnisses kommt sicherlich der Faktor einer gewissen Suggestion zum Zuge.

Freud verschmähte diese Stellung des Therapeuten nicht, wenn er bei der Therapie des »Dirigierkrampfs« von Bruno Walter, die ich bei der Lektüre von Walters Erinnerungen »Themen und Variationen« entdeckt habe, den Rat gab: »Dirigieren!« Es entspann sich folgender Dialog zwischen dem berühmten Dirigenten und dem Begründer der Psychoanalyse: »›Aber ich kann den Arm nicht rühren‹. ›Versuchen Sie es jedenfalls …‹ ›und wenn ich aufhören muss?‹ ›Sie werden nicht aufhören müssen.‹ ›Kann ich eine Störung in einer Aufführung verantworten?‹ ›Ich verantworte sie‹, und so dirigierte ich ein wenig mit dem rechten Arm, dann links, gelegentlich nur mit dem Kopf und manchmal über der Musik den Arm vergessend.« Schließlich gelang es Walter wieder in seinen Beruf zurückzufinden. Obwohl der Konflikt offen lag, der zu diesem »Berufskrampf« führte, der in das »obsessive-compulsive spectrum« gehört – der wehrlose, junge Walter hatte als Prügelknabe für Aggressionen, die eigentlich seinem »Chef« Gustav Mahler galten, herhalten müssen –, ging Freud nicht auf diese »Dynamik« ein, sondern gerierte sich als ausgesprochener »Expositionstherapeut«. Etwas süffisant merkt hier Walter aus der Erinnerung an, dass die Konsultation ganz anders verlief, als er vermutet hatte, hatte er doch erwartet, dass ihn Freud über sexuelle Verfehlungen im Säuglingsalter befragen würde.

17 Jahre später nahm Freud quasi diesen Faden wieder auf, wenn er 1919 (S. 191) in »Wege der psychoanalytischen Therapie« ausführt, dass man bei manchen Phobikern nur Erfolg hat, wenn man sie durch den Einfluss der Analyse bewegen kann, »auf die Straße zu gehen und während dieses Versuches mit der Angst zu kämpfen«. Einer ähnlichen Intervention kann es bei einer Zwangsvorstellung bedürfen. »Noch weniger angezeigt scheint ein passives Zuwarten bei den schweren Fällen von Zwangshandlungen, die ja im allgemeinen zu einem ›asymptotischen‹ Heilungsvorgang, zu einer unendlichen Behandlungsdauer neigen, deren Analyse immer in Gefahr ist, sehr viel zutage zu fördern und nichts zu ändern. Es scheint mir wenig zweifelhaft, dass die richtige Technik hier nur darin bestehen kann, abzuwarten, bis die Kur selbst zum Zwang geworden ist, und dann mit diesem Gegenzwang den Krankheitszwang gewaltsam zu unterdrücken« (S. 191 f.).

So hatte, wie oben (S. 17, 19) erwähnt, der auch als Standesbeamter tätige Bürgermeister, den meine frühe Mitarbeiterin Frau Dr. Koepsell behandelte (vgl. Lang und Koepsell 2004), große Ängste, heilige Namen zu schreiben und auszusprechen – was bei seinem Beruf unabdingbar war –, weil er sofort dabei denken musste, die Heiligen hätten Sex mit Tieren und diese »Blasphemie« würde seine Angehörigen existentiell gefährden. Im Rahmen einer positiven, idealisierenden Übertragung konnte er dann dahin gebracht werden, laut das Wort »Maria« zu sagen, und so die Erfahrung machen, dass seine Befürchtungen nicht eintraten und sich dann schließlich diese Erfahrung generalisieren ließ.

Eine interessante Entwicklung war dem vorausgegangen. Beiläufig hatte der Patient erwähnt, er liebe sehr den Gefangenenchor aus »Nabucco«, käme er sich doch selbst, wie die Israeliten in dieser Oper in Babylon, in seine Zwangswelt eingesperrt vor. Die Psychoanalytikerin bemerkte hier, er könne ja mal überlegen, analog den Israeliten, gegen diesen »Despotismus« anzugehen, und auf diese Weise wie sie an Freiheit gewinnen. Als der Patient sich jetzt bereit zeigte, ein Stück weit den Kampf aufzunehmen, kam es zum ersten Mal zu einer Reduktion der Zwangssymptome. In seiner Selbstschilderung führt Streichel (2007) die entscheidende Besserung seiner Zwangssymptomatik ebenfalls auf den Kampf zurück, den er schließlich gegen seine Zwänge und die damit zusammenhängende familiäre und partnerschaftliche Zwangswelt aufnahm. (Streichel muss wohl Publikationen von mir gelesen haben, identifiziert er sich doch durchgängig selbst als »gehemmter Rebell«).

7.3 Einsicht in psychodynamische Zusammenhänge zwischen Symptomatik, Auslösesituationen und Grundkonflikten bzw. vulnerabler Persönlichkeitsstruktur

Psychodynamische Ansätze betonen die Einbettung der Symptomatik in Biographie und Persönlichkeitsstruktur. Zentrales therapeutisches Anliegen ist es, die zugrunde liegende unbewusste Konfliktdynamik zu erkennen und sie in ihrer pathogenen intrapsychischen und interpersonellen Dynamik durchzuarbeiten. *Psychogene Krankheit entsteht am »Schnittpunkt« (Heigl-Evers und Heigl 1984) der vertikalen Achse der Lebensgeschichte mit der horizontalen Achse der aktuellen psychosozialen Situation. Bereits die Struktur der Auslösesituation kann entscheidende Hinweise auf diese Dynamik geben.* Es sei hier nur an die oben erwähnte 30-jährige Frau mit den zwanghaften Impulsen erinnert (s. Kap. 3, S. 19, 26) oder auch an Herrn E. (S. 17, 30), dessen bis dato milde Symptomatik exazerbierte, als er sich vom Elternhaus abzulösen suchte. Bislang latente Konflikte, insbesondere Autonomie-Heteronomie, Überich-Es-Verhältnis wie auch narzisstische »Wunden«, können sich pathogen auswirken, wenn sie auf eine aktuelle Situation treffen, die in ihrer intra- und interpersonellen Strukturierung diese Konflikthaftigkeit und Traumatisierung aktualisiert und auf diese Weise zur »Scheinlösung« der Symptomatik führt. Einsicht in psychodynamische Zusammenhänge gibt auch das Fallbeispiel des 38-jährigen Filialleiters (S. 19 f., 33 f.). Im Tötungsimpuls wie auch in den Zwangsbefürchtungen besteht eine alte ungelöste Problematik fort: einmal ein Autonomie-Fügsamkeits-Konflikt hinsichtlich der Mutter, gegen deren Dominanz der Patient sich nicht aufzulehnen wagte – und dies erst recht nicht nach dem tragischen Tod des Vaters, der die Mutter in eine lang anhaltende Trauer stürzte. Wie auch sonst nicht selten, wurde diese Konflikthaftigkeit auf die Ehefrau übertragen, an ihr unbewusst aktualisiert. Die Zwangsneurotiker bedürfen, exemplifizierte Freud am Rattenmann, »der Todesmöglichkeit zur Lösung der von ihnen ungelöst gelassenen Konflikte« (1909, S. 452). In diesem Todeswunsch scheint die Aggressivität des Zwangsneurotikers begründet zu sein, so die Tötungsimpulse des 38-jährigen Filialleiters gegenüber seiner Frau. Aus ihm resultieren die mächtigen Schuldgefühle und Ängste. In seinen unbewussten Phantasien kann wohl nur der Tod des dominanten Anderen autonomisieren. Aufgrund seines magischen, »abergläubigen« Weltbildes der »Allmacht der Gedanken« muss er dann die Realisierung dieser Wünsche ganz konkret fürchten. In gewisser Weise war dies nun bei unserem Filialleiter hinsichtlich des ödipalen Überich-Es-Konfliktes der Fall, der neben dem Autonomie-Abhängigkeits-Konflikt seine Psychodynamik strukturierte.

Im unbewussten Erleben musste der Unfalltod des Vaters zu Beginn der Pubertät mit der für diese Phase charakteristischen Reaktivierung der ödipalen Konstellation wie eine Realisierung der feindseligen Wünsche gegen den Vater imponieren. Die eigene Fahrerflucht im Alter von 18 Jahren konnte dann zwangsläufig zur Identifikation mit dem Tod bringenden Aggressor des Vaters führen, der Fahrerflucht begangen hatte und nie ausgemacht worden war. So nimmt es nicht wunder, dass dieses Ereignis zur Auslösesituation wurde, denn es musste bislang verdrängte Schuldgefühle wecken und verstärken. Die einschießenden Zwangsbefürchtungen und Zwangshandlungen des Umschauen- und Umkehrenmüssens, um sich zu vergewissern, dass er niemanden überfahre habe, dienen dann der Abwehr dieser Schuldgefühle und der damit verbundenen Ängste.

Ist also eine Auslösesituation auszumachen, so kann die Untersuchung ihrer Strukturiertheit bereits zentrale Hinweise auf die zugrunde liegende Konflikthaftigkeit und die strukturellen Defizite geben.

So hatten sich bei der Bibliothekarin bei ihrem Auszug von zu Hause schmerzhaft ihre ungelösten Abhängigkeitsverhältnisse gemeldet, der bislang in Latenz gehaltene »Überich-Es-Konflikt« (ungelöste ödipale Bindung) und »Autonomie-Fügsamkeits-Konflikt« finden sich zugespitzt und aktualisiert. Die jetzt einsetzenden Zwangsbefürchtungen und Zwangshandlungen (u.a. neben den genannten Zwangsbefürchtungen ständige Kontrolle, ob der Telefonhörer aufliege, denn der Vater könnte anrufen und sie um Hilfe bitten) bewirkten, dass sie sozusagen ständig beim Vater ist – aber auf Distanz. Der Kompromisscharakter der Symptomatik wird an dieser Stelle noch einmal offensichtlich.

Gerade in der Untersuchung und Bearbeitung der Auslösesituation kann es gelingen, Einsicht in die psychodynamischen Zusammenhänge zu gewinnen, und von hier aus ist es auch am ehesten möglich, sie dem Patienten verständlich zu machen. Dabei ist es keineswegs immer notwendig, die gesamte Lebensgeschichte zu erhellen. Die Arbeit an den Konflikten, wie sie sich in der Auslösesituation manifestieren, kann hier – unter Einbeziehung der nun weiter zu behandelnden Faktoren – genügen. Die gewonnene Einsicht lässt das bislang »unverständliche«, »absurd-verrückte« Zwangssyndrom verständlich werden und vermittelt so ein Erklärungsmodell zur Entstehung der Beschwerden.

Wie eine zutreffende Deutung, die belastende Affekte der Vergangenheit mit der Gegenwart verbindet und entsprechende Bearbeitung nach sich zieht, hinsichtlich von Zwangssymptomen eine kurative Wirkung haben kann, zeigen Fälle auf, die Chlebowsky und Gregory (2009) beschreiben. Entscheidende Hinweise auf diese Dynamik lassen sich auch aus *Übertragungsvorgängen* erschließen. So stellte sich bei Herrn E., den mein damaliger Mitarbeiter Professor Weiß (vgl. Lang und Weiß 1999) behandelte, schnell eine ausgeprägte Übertragungsneurose ein, und zwar dergestalt, dass sich der Patient, der sich selbst als den »geborenen Befehlsempfänger« bezeichnet hatte, nun auch in der Behandlungssituation als mustergültiger Analysand präsentierte, der die psychoanalytische Grundregel des Alles-Mitteilens und freien Assoziierens im Sinne seiner früheren Beichtrituale (Erzählenmüssen, um sich von unerträglichen Schuldgefühlen zu befreien) zwanghaft befolgte.

Wenn auch das Verhalten von Herrn E. im Rahmen seiner Zwangsstörung verständlich ist, so ist es indessen hinsichtlich der Befolgung der Grundregel nicht charakteristisch. Denn gerade das »freie Assoziieren«, das zugleich bedeutet, sich der Dynamik der Sprache und des Sprechens zu überlassen und damit die bewusste Kontrolle zumindest zu reduzieren, stellt eine Bedrohung dar. Überhaupt liegt in der Annahme eines Unbewussten, das sich der bewussten Kontrolle entzieht, eine Gefährdung. Die Begegnung mit dem Unvorhersehbaren, das auch in den nicht vorhersehbaren Interventionen des Therapeuten bestehen kann, kann dazu führen, dass der Patient über Stunden den Therapeuten nicht zu Wort kommen lässt oder alles, was von diesem kommt, »rationalisierend« abtut.

Die klassisch-analytische Technik der freien Assoziation vermittelt Einblicke in unbewusste Vorgänge. Beim Zwangskranken begegnet nun häufig die Schwierigkeit, dass der Versuch, diese »Grundregel« zu befolgen, im Abstrakt-Intellektuellen bleibt, der Zwangsneurotiker immer wieder den Therapeuten in theoretische Diskussionen (Fenichel 1931) zu verwickeln sucht. Auch ist immer wieder zu beobachten, dass Patienten Stunden quasi »vorprogrammieren«, um sich nicht »unkontrolliert« den eigenen Einfällen überlassen zu müssen. Die ausgeprägte Ambivalenz zwischen äußerlicher Fügsamkeit und versteckter Opposition kann dazu führen, dass der Zwangsneurotiker formal-zwanghaft das therapeutische Setting einhält, aber andererseits den therapeutischen Prozess unterläuft, »indem er Einsicht verhindert, Gefühle versteckt und durch Haarspalterei lebendigen Regungen aus dem Wege geht oder sie zerstört« (Quint 1993). Schnell findet sich der Therapeut in einem »obsessional tug-of-war« (Salzman 1995) gefangen.

Hier ist entscheidend, dass der Therapeut *sich nicht in argumentative Machtkämpfe verwickeln lässt und vermeidet, dass die therapeutische Situation vornehmlich zur Stätte unverbindlicher Intellektualisierung und rationaler Erklärung wird.* Nicht selten versteckt sich gerade hier die jeden therapeutischen Fortschritt blockierende Opposition des »gehemmten Rebellen«.

Die Weigerung, sich auf das Unbewusste einzulassen, ist natürlich zugleich Weigerung, das »Andere« bzw. den »Anderen« zu akzeptieren, sich Abhängigkeiten einzugestehen.

Nicht immer indessen hat diese Abwehr »Erfolg«, tun sich Öffnungen auf, wo die unbewusste Dynamik aufscheint. So bemerkt etwa in der 40. Stunde der analytischen Psychotherapie die 23-jährige Patientin mit dem massiven Wasch- und Duschzwang ganz nebenbei, dass der intime Verkehr mit ihrem Freund, den sie bislang, wenn überhaupt erwähnt, als völlig problemlos dargestellt hatte, zwischen den Oberschenkeln und nicht intravaginal stattfinde. Als ich jetzt diese Bemerkung aufgriff, kam empört: »Sie als Psychoanalytiker müssen immer nur an das Sexuelle denken«. In der Folge stellten sich Szenen ein, in denen Männer sie verfolgen, sie voller Panik Treppen immer höher hinauf hastet und schließlich eingeholt wird.

7.4 Verbalisierung von bislang tabuisierten Vorstellungen, Wünschen, Ängsten, verbunden mit Überich-Entlastung bzw. Reduktion von Schuldgefühlen

Im Zuge der sich jetzt einstellenden Übertragungsneurose – in den Verfolgern ist unschwer auch der Therapeut mitzuerkennen –, gefördert dadurch, dass die unbewusste Dynamik angesprochen war, stellten sich Träume extrem sadistischen Inhalts mit Erhängungs-, Kreuzigungs- und Vierteilungsszenen ein, die qualvolle Folterungsszenarien beenden, wobei häufig das Motiv wiederkehrt, Gefangene würden auf diese Weise bestraft , weil sie aufbegehrt hätten. Bei den Zwangszuständen, die jetzt abnehmen, stellt sich eine »Riesenwut« ein, die Patientin schreit, will alles zerschlagen, aber der Zwang hindert zugleich, allzu viel zu »berühren«.

Die Diskrepanz zwischen diesen Träumen extrem sadistischen Inhalts und dem engelgleichen Aussehen dieser Patientin begegnet auch in der Therapie von Herrn E. Bei diesem »braven Mann« stellten sich Träume sadistischen Inhalts ein; unter anderem werden in Metzgereien Schweine bei lebendigem Leibe gebraten und Kunden schneiden sich jeweils ein Stück heraus. Zugleich kommt es zu sexuell inzestuösen Handlungen zwischen Schweinen und Mischgestalten von Schwein und Mensch.

> Hat der oben (S. 19 f., 33 f.) geschilderte 38-jährige Filialleiter zunächst seine Mutter ganz idealisiert gezeichnet, erscheint sie im Laufe der Therapie mehr und mehr als rigide einengend, als eine Person, die den Patienten aller aggressiven Ausdrucksmöglichkeiten beraubt. Er selbst erweckt den Eindruck, als wolle er ihr nach dem schrecklichen Unfalltod des Vaters nie mehr Kummer bereiten. »Wenn die Mutter da war, habe ich nie geweint, habe ihr nie eine Widerrede gegeben und alles mit mir selber ausgemacht.« Die entsprechende Haltung fand sich dann auf die Ehefrau übertragen. Hatte er bislang Ehefrau wie Mutter als quasi sakrosankte »Madonnen« ausgeklammert, zeigt er jetzt mehr und mehr emotionale Differenzierungen, kann sich eingestehen, dass da noch ganz andere Regungen in ihm waren. Es sei an seine Zwangsvorstellung erinnert, sich die Madonna mit nackten Brüsten zu vergegenwärtigen und sie zu vergewaltigen, wie auch an die Zwangsimpulse, die Ehefrau zu erwürgen.

Wie so oft zeigt sich auch hier die massive Aggressivität des Zwangsneurotikers bereits in der Symptomatik, nicht selten untrennbar verbunden mit sexuellen Triebregungen.

Verstärkten sich zunächst die Zwangsrituale beim An- und Aussprechen der bislang nicht eingestandenen Konflikte und Ängste, so reduzierten sie sich dann mehr und mehr, je integrierter er damit umgehen konnte, das heißt je mehr er die eigene Ambiguität gegenüber diesen wichtigen Bezugspersonen bei sich zu sehen und zu akzeptieren vermochte. Entsprechend lockerten sich bislang blockierte Handlungsvollzüge. Er konnte sich besser gegenüber Mutter und Ehefrau wie auch am Arbeitsplatz durchsetzen. Die Erfahrung, ohne Schuldgefühle und »magische« Ängste vor der eigenen Aggressivität sich »draußen« besser durchsetzen, auf sein Recht pochen zu können, konnte aus der bislang geübten Gefügigkeit und Unsicherheit eine Stabilisierung seines Selbst werden lassen – und damit Zwang als Sicherungsmechanismus überflüssig machen.

Die *Verbalisierung* bislang abgewehrter Vorstellungen, Wünsche und Ängste, generell von Gefühlen, hat selbst *einen entlastenden und therapeutischen Effekt.* Die Erfahrung, dass solche bislang tabuisierten Gegebenheiten verbalisiert werden können, ohne dass das Befürchtete (magisches Weltbild, »Allmacht der Gedanken« – Freud) eintrifft, der Therapeut nicht schockiert ist, der Patient nicht auf Ablehnung, sondern Verständnis stößt, mindert die rigiden Überich-Kriterien. Bislang nicht eingestandene Gefühle können akzeptiert werden. Der Therapeut wird zu einem guten, externalisierten »Überich«, das von Schuldgefühlen entlastet, und so wird dem Patienten so viel an emotionaler Sicherheit vermittelt, dass bislang verpönte und deshalb unbewusst gebliebene Affekte und Impulse verbalisiert werden können. »Die verbale und präsentativ symbolische Gestaltung bringt etwas für den Sprechenden zunächst nicht Sichtbares zu seiner Anschauung. Dadurch verlieren ängstigende und deprimierende Erfahrungen ihren dumpfen und hemmenden Einfluss« (Holm-Hadulla 1997, S. 78).

Wie immer die therapeutische Situation beschaffen ist, der Patient muss versuchen, *die aufgetauchten Gefühle von Wut, Ärger, Angst, Scham und Schuld, Abhängigkeit und Lust zu integrieren, statt sie weiter zu verdrängen und zu verneinen oder sie projektiv anderen zuzuschreiben.* Bagatellisierung der quasi bislang »verbotenen« Gefühlsregungen ist dabei, wie Gabbard (2005) mit Recht anmerkt, nicht sinnvoll. Kommentare wie »You're not really as bad as you think you are« oder »You're much too hard on yourself« mögen hier hohl klingen. Sinnvoller ist es, im Detail auf die Konflikte einzugehen, die sich z. B. auf Abhängigkeit, Sexualität und Aggression beziehen, und sie entsprechend durchzuarbeiten – bei Respektierung der psychotherapeutischen Grundprinzipien durch den Therapeuten.

Sieht der Patient den Therapeuten gleichwohl weiter als »kritischen Richter«, ist immer wieder zu akzentuieren, dass der Patient sein eigenes rigides Überich auf den Therapeuten projiziert.

Ein entscheidender Faktor in der Therapie von Zwangsneurotikern besteht also darin, dass es gelingt, *hoch tabuisierte Vorstellungen, so vor allem aggressiver oder sexueller Art, zur Sprache zu bringen* und dabei in der therapeutischen Situation die Erfahrung zu machen, dass man solche Phantasien äußern kann, ohne auf Ablehnung zu stoßen, oder dass sich entsprechende Befürchtungen realisierten. Dies führt dazu, dass der Patient sich jetzt, wie erwähnt, auch ohne Schuldgefühle »draußen« besser durchsetzen kann. Diese Erfahrung bestätigt zum Beispiel Dührssen in ihrer Schilderung der Therapie eines zwangsneurotischen Patienten: »So übernahm der Patient anfänglich meine Ermunterungen zu Selbstdurchsetzung und Selbstverteidigung mehr aus Gefügigkeit, um dann gewissermaßen ›auf den Geschmack zu kommen‹, und weil er merkte, dass ihm diese seine Entwicklungsschritte *meine Anerkennung* eintrugen« (Dührssen 1972, S. 266).

Aus der anfänglichen zwangsneurotischen »Gefügigkeit« kann so eine *Stabilisierung des Selbstbewusstseins* eintreten, es zur *Minderung von Unsicherheit und damit zur Reduktion des ubiquitären »Zweifels«* kommen. Wo Emotionen anklingen oder der Therapeut sie vermutet, hat dieser einzuhaken und, wenn erforderlich, zu deuten.

> Gabbard (2005) berichtet über einen 29-jährigen graduierten Studenten, der in den ersten Gesprächen kaum auf den Grund seines Kommens, nämlich seine Unfähigkeit, seine Dissertation zu beenden, zu sprechen kommt. Vielmehr fokussiert er auf das jugendliche Alter des Therapeuten. Ob er denn schon entsprechend ausgebildet sei, einen Supervisor habe etc., etc. Schließlich wurde der Ausbildungskandidat gewahr, dass bei diesen Fragen Gefühle ausgeblendet waren. Statt weiter auf die Fragen zu antworten, fragte er nun selbst, ob nicht hinter diesen Erkundigungen hinsichtlich seiner Jugend ein gutes Stück Ärger stecke, der Patient sich dadurch zurückgesetzt fühle, dass man ihm einen so jungen Kandidaten zugewiesen hatte.

Insbesondere hat der Therapeut auf Übertragungsvorgänge zu achten, wie wir sie u.a. bei Herrn E. und der Patientin mit dem massiven Dusch- und Waschzwang gesehen haben.

Dass Therapie überhaupt möglich ist, setzt die Sprachverfasstheit des Menschen voraus. Sprechend erfahren wir uns selbst, erfahren wir, was wir »denken«,

»fühlen«, unsere »Innenwelt«. Dabei ist im Blick zu behalten, dass der Patient auf Grund seiner starken Rationalisierungs- und Isolierungstendenzen »Gefühle« außen vor zu lassen sucht. So zeigen gerade Zwangsneurotiker, wie Vogt u. Schneider (1985) belegen konnten, ausgeprägte Merkmale von »Alexithymie«, neigen deshalb zu »verkopften«, schablonenhaften Aussagen. Konkretisierungsfragen beispielsweise, die ins Detail gehen, sind dann indiziert, um die in diesen »Pauschalierungen« vermiedenen Gefühle, besonders negativer Art wie Wut, Scham, Schuld, in die Therapie einzubringen.

Im Anschluss an Gebsattels (1968, S. 193) Feststellung, dass am Beginn einer Zwangserkrankung ein »Desintegrationsphänomen« zu konstatieren ist, und im Anschluss an Ansätze, wie sie sich bei Hofmann und Hoffmann (2005) finden, beschreibt Bürgy anhand von zwei Kasuistiken, wie es auf dem Boden einer tief unsicheren, reflexiv instabilen Persönlichkeit zum Auftreten nicht integrierbarer widersprüchlicher Gefühle kommt, die auch im Zwischenmenschlichen keinen Ort finden. Hofmann und Hoffmann hatten eine Konfusion der Affekte und eine mangelnde Differenzierung der Affekte als Auslöser einer Zwangsstörung herausgearbeitet. So kommt es auch hier, in einer an sich verhaltenstherapeutisch orientierten Therapie, darauf an, die Selbstwahrnehmung der Gefühle wie auch ihr schuldfreies Ausleben zu fördern und schließlich zu einer Neuintegration zu kommen (Hofmann und Hoffmann 2005). Entscheidend ist zu sehen, wie Bürgy ausführt, dass hier der einzelne Affekt eine kommunikative Struktur hat und deshalb ein bestimmtes Verhältnis zwischen Patient und Objekt beschreibt und nun in der Therapie entsprechend zu differenzieren ist:

> »Sadness wants to bring back a lost other, anger wants to get rid of a hindering other, disgust wants to get an invasive other out of oneself. Fear aims at escaping from frightening other and looks for the closeness to the protecting other, and despair shows isolation and the loss of interpersonal bonds. It is of utmost importance and of great evidential value to the patient to let his affects emerge in the relationship to the psychiatrist, so that they can be brought to consciousness and undergo differentiation. The reality of obsessive thought, situation, relationship and affect can gradually be clarified, the magic conviction of the reality of the thoughts can be undone and reflexive control of the internal and the external situation can be restored. The continuous repetition of these aspects in mutual communication contributes to clarifying and affective training. Psychopathological exploration in this sense is already the first step in psychotherapeutic treatment« (Bürgy 2005).

Ganz analog zu den Verhaltenstherapeuten Hofmann und Hoffmann sehen auch die Verhaltenstherapeuten Tominschek, Mehl und Vant (2013) einen entscheidenden Anteil der Therapie darin, den Patienten zu ermutigen, »aufkommende Emotionen zuzulassen, diese zu verbalisieren und ihnen mit Akzeptanz zu begegnen«. So entwickele sich aus dem ursprünglichen Erleben, den Emotionen ausgeliefert zu sein, eine aktive Handlungsfähigkeit.

Von zentraler Bedeutung ist auf jeden Fall, dass es nicht bei einem intellektualisierenden Bewusstmachen bleibt, sondern es zur *»erlebten Einsicht«, zur Verbalisierung im Emotionalen kommt, und so eine kognitiv-affektive Integration gelingen kann.* Ansonsten ist man, wie Freud 1919 (S. 192) formulierte, »immer in Gefahr, sehr viel zu Tage zu fördern und nichts zu ändern«.

Bilden beim Erwachsenen Mentalisierungs- und Symbolisierungsfähigkeit wichtige Voraussetzungen für ein genuines psychoanalytisches Arbeiten (Fonagy und Target 2000), so ist in der Behandlung von verhaltensgestörten Kindern das Ziel, diese Fähigkeit erst zu erlangen. V. Klitzing zeigt am Fall des kleinen Julius, wie sich wiederholende Rituale wie z. B. Versteckspiele einen Raum schaffen können, innerhalb dessen ein Fortschritt von unmittelbarer Triebäußerung zur symbolischen Verarbeitung stattfinden kann, und so eine Entflechtung der ödipalen Verstrickung stattfindet, die zur Zwangssymptomatik geführt hatte. Erinnert sei an das bekannte von Freud beschriebene »Fort-Da-Spiel«, das in struktural-analytischer Sicht eine Distanz zum Primärobjekt schafft und in die für den Menschen spezifische symbolische Welt einführt (vgl. Lang 2003c, 2011a).

Frühe Traumatisierungen rücken heute mit in den Fokus der Betrachtung. Sie können zur Bildung einer eher fragilen Persönlichkeit geführt haben, die dann sowohl eine Zwangsstörung als auch eine anankastische Persönlichkeitsstörung oder beides als Gegenregulans, als Abwehrformation, auf den Plan rufen konnte. Daraus wird verständlich, wie in einem psychodynamisch orientierten Kontext eine Zwangsstörung auch mit EMDR) *(Eye Movement Desensitization and Reprocessing)* geheilt werden konnte. Ich habe bereits in einer früheren Publikation (Lang 2006) darüber berichtet. Da es sich hierbei um einen neuen und originellen Ansatz handelt, sei diese Therapie noch einmal aufgenommen: Bei dem Verfahren werden unter der Aufforderung, mittels horizontaler Augenbewegungen dem Finger des Therapeuten zu folgen, Erinnerungen an das traumatische Ereignis mobilisiert und so lange »prozessiert«, verarbeitet, bis die Erinnerungen nicht mehr als so belastend empfunden werden. Die zu Beginn mit der Erinnerung verbundenen negativen Kognitionen und Emotionen werden mit einer positiven, hilfreichen Kognition abgeschlossen.

Offensichtlich konnte sich diese Behandlung eines 21-jährigen Zwangskranken durch eine Kollegin (Dr. Ruth Ebbinghaus), die sich beim Autor in psychotherapeutischer Weiterbildung befand, bewähren, weil es hier um die Aufarbeitung eines traumatischen Ereignisses, den Tod eines nahen Angehörigen, ging:

> Der Kranke litt seit acht Jahren an Zwangsbefürchtungen mit entsprechenden Kontrollhandlungen. Bei jeder Tätigkeit musste er sich das Gesicht von Angehörigen und Freunden, insbesondere der Freundin, vorstellen. Stellte sich dieses Bild nicht ein, musste er die Handlung wiederholen, bis sich das gewünschte Gesicht zeigte – sonst könnte die entsprechende Person zu Tode kommen. Er musste deshalb ständig anrufen oder konkret die betroffenen Personen aufsuchen, um sich zu überzeugen, dass sie noch lebten. Bisherige Therapieversuche, sowohl einzeltherapeutisch als auch stationär und medikamentös, hatten keine durchgreifende Besserung gebracht.
>
> In den ersten Sitzungen ergaben sich nun Hinweise auf ein belastendes Verlusterlebnis durch den plötzlichen Tod des Großvaters im 10. Lebensjahr. Zu ihm, der über dem Zimmer des Patienten im Hause der Eltern wohnte, hatte er eine sehr innige Beziehung. Unter EMDR wurde immer deutlicher, dass er in einer Nacht von Montag auf Dienstag in seinem Zimmer erwachte, laute Geräusche und hektisches Laufen hörte. Er habe gleich an den Großvater gedacht, weil die Geräusche aus dessen Zimmer kamen, sei aufgestanden, aber kommentarlos vom Vater ins Bett zurückgeschickt worden. Weinend, zitternd und hilflos sei er im Dunklen im Bett gelegen. Als gegen Morgen der weinende Vater ins Zimmer kam und den Tod des Großvaters mitteilte, sei er sofort voller Schuldgefühle gewesen, dass er – da anderweitig beschäftigt – den Großvater am Vortag nicht gesehen, sich nicht zur Nacht und überhaupt nicht verabschiedet hatte. Vielleicht hätte der Großvater dann nicht sterben müssen.
>
> In den Sitzungen wurden nun die einzelnen negativen Kognitionen und deren entsprechende positive Gegenkognitionen, verbunden mit dem dazugehörigen Körpergefühl und entsprechenden Emotionen, nacheinander so durchgearbeitet, dass es zur gewünschten Abnahme auf der Belastungsskala und der entsprechenden Zunahme auf der Skala der positiven Umdeutung kam. Die negativen Kognitionen hießen vor allem: »Ich bin hilflos, kann nichts tun«, »ich bin schuld an seinem Tod«, »ich hätte mich verabschieden müssen«. Entsprechend lauteten die positiven Kognitionen: »Ich konnte nichts tun«, »ich war ein Kind«, »ich bin nicht schuld«, »ich kann mich verabschieden, es ist gut so«. In der letzten EMDR-Sitzung, es waren insgesamt drei, werden ohne

Aufforderung die gewünschten Abschiedsworte an den Großvater durch den Patienten formuliert und laut ausgesprochen. Er wirkte danach deutlich entlastet, ruhiger, konnte viel aufgestaute Spannung durch sanftes Weinen abbauen, empfand den Abschied vom Großvater als stimmig. Es kam zur vollständigen Remission, eine Katamnese nach einem Jahr zeigte, dass keine neuen Symptome aufgetreten waren.

Neben »kathartischen« Faktoren zeigt sich bei dieser speziellen Technik zugleich die Realisierung eines hermeneutischen Grundprinzips in der Psychotherapie (Lang 1995, Lang 2004). Die therapeutische »Verarbeitung« kann ein traumatisches Geschehen der Vergangenheit anders verstehen und erleben lassen als die Verarbeitung, die zur Symptomproduktion geführt hat. Mit einer Veränderung der Perspektive, die natürlich verbunden mit den entsprechenden Emotionen zu erfolgen hat, wandelt sich auch die Wirklichkeit. »Ist es nun eine bestimmte Sicht und ihre korrelative Realität, die auch für die Symptomatik verantwortlich sind, so bedarf es einer neuen Sehweise, einer neuen ›Verarbeitung‹, um auch ›heilen‹ zu können« (Lang 2000b, S. 43).

Inwieweit durch die Technik selbst auf hirnphysiologischer Basis eine Aufhebung von Lateralisierungen, die das Korrelat zur traumatischen »Abspaltung« sein könnten, erfolgt und damit eine Integration der traumatischen Situation mit ihren dissoziativen Elementen und ihren Konsequenzen in den Kontext einer umfassenden Lebensgeschichte gelingt, kann hier nicht beantwortet werden.

7.5 Intensivierung des therapeutischen Prozesses im Übertragungsgeschehen und Korrektur problematischer primärer Beziehungserfahrungen

Eine durchgreifende Besserung ist zuweilen erst dann zu erzielen, wenn die hochambivalent strukturierte Gefühlswelt des Kranken explizit in die Therapeut-Patient-Beziehung selbst eingebracht wird. Wohl gelingt es, dass der Patient sich »draußen« ein Stück weit emanzipiert, Wut- und Ärgergefühle äußern und leben kann, ohne weiterhin auf Grund seiner magischen Weltsicht fürchten zu müssen, dass die betroffenen Personen dadurch zerstört würden. Wie wir gesehen haben, ist eine entscheidende Voraussetzung dafür, dass sich eine positive emotionale Beziehung zum Therapeuten entwickelt hat; die Gefahr ist aber nun, dass der Patient, um dieses Verhältnis nicht zu gefährden, in der Beziehung zum Therapeuten das alte interpersonale Muster des »gehemmten Rebellen« konserviert – und damit eine durchgreifende Strukturänderung ausbleibt. Es muss sich deshalb eine *negative*, d.h. *aggressive Übertragung* einstellen. Das bedeutet, dass eine solche Änderung nur eintreten kann, wenn die »Auseinandersetzung« auch in die Beziehung zum Therapeuten eingeht.

Das kann zunächst, wie es der Struktur des »gehemmten Rebellen« entspricht, »nebenbei« geschehen, wie wir es exemplarisch in einer Falldarstellung Gabbards (2005) beobachten können:

> Wie unsere Duschpatientin (S. 92, 97) oder Herr E. (S. 17, 30, 94, 96) präsentiert sich Mr. RR. anfänglich als ein »rather submissive and passive ›good boy‹«. Er war völlig unfähig, auch nur den geringsten Ärger in den therapeutischen Sitzungen auszudrücken. Und dies, obwohl er häufig fast die Hälfte der Sitzungen über schwieg und seine Rechnung nicht zahlte. Dabei verneinte er jedweden Ärger dem Therapeuten gegenüber, entwickelte nun aber ein Verhaltensmuster, das diesem versteckten Ärger Ausdruck gab, nämlich beim Hinausgehen: So sagte er schon an der Tür: »Ich hoffe, dass Sie nicht meine Erkältung eingefangen haben.« Oder ein andermal, als der Therapeut ihn wieder mit der Nichtzahlung seiner Rechnung konfrontierte: »Frieren Sie sich nicht zu Tode.« Und beim nächsten Mal: »Rutschen Sie nicht auf dem Eis aus.« Als der Therapeut wiederum die Rechnungsproblematik und die »Weigerung«, in der Sitzung zu sprechen, einbrachte, wandte sich der Patient an der Tür noch einmal um und bemerkte, dass er gestern für den Therapeuten fast ein Buch im Ausverkauf erstanden hätte. Es war von einem Arzt geschrieben worden und trug den Titel: »Thirty Years of Rectal Practice«. In den nächsten Stunden war nun der Patient fähig, seine Gefühle dahingehend zu verbalisieren, dass der ständige Versuch des Therapeuten, aus ihm Geld und Worte zu »extrahieren«, einem intrusiven Finger vergleichbar sei, aus seinem Anus Faeces zu »extrahieren«.
>
> Die hochambivalente Beziehung zur Mutter, die ständig von ihm forderte, wie auch immer es ihr gerade beliebte, so auch seine Faeces, die er jetzt in der therapeutischen Situation mit »Geld« und »Worten« analogisierte, fand sich auf den Therapeuten übertragen. Als Abwehrmechanismus der versteckten Revolte begegnete dabei »Reaktionsbildung«. Auf diese Weise konnten die aggressiven Wünsche noch verschleiert werden, quasi im gegenteiligen Wunsch begegnen. Gleichwohl waren diese nun so präsent, dass er sie zu äußern wagte, aber nur unter der Tür, fürchtete er doch, wie sich in den folgen-

den Stunden herausstellte, dass der Therapeut, falls er noch länger bliebe, in massiver und destruktiver Manier »zurückschlagen« würde. Zugleich wurde dem Patienten in der Durcharbeitung dieses Übertragungsgeschehens die Unangemessenheit der Ängste vor der verheerenden Wirkung seines Ärgers klar, so dass er ihn nur auf diese versteckte Weise äußern konnte.

Im Falle der Zwangsstörung verfährt Abwehr in der Regel so, dass der Kranke wohl wichtige Ereignisse seiner Biographie erinnern kann, aber nicht mehr den damit verbundenen Affekt präsent hat. *Aufgabe der therapeutischen Arbeit ist es zu ermöglichen, dass der dissoziierte Affekt im Hier und Jetzt der analytischen Situation, im Übertragungsgeschehen erscheint und so die bislang alexithyme* Erinnerung *und Einstellung jetzt emotional unterfüttert wird.*

Fink (1997) weist in diesem Kontext darauf hin, Freud sei bei der Behandlung des zwangsneurotischen Rattenmanns überzeugt gewesen, dieser habe als Kind Gefühle von Feindseligkeit und Hass dem Vater gegenüber empfunden; doch war ein solcher Affekt dem Patienten nicht erinnerlich, erschien aber jetzt in der analytischen Situation gegenüber der »Vatergestalt Freud«. Bei der Durcharbeitung der Übertragung spricht Freud von »ärgsten Beschimpfungen« von Seiten dieses Patienten. »Es kam bald dazu, dass er mich und die Meinigen in Träumen, Tagesphantasien und Einfällen aufs Gröblichste und Unflätigste beschimpfte ...« (Freud 1909, S. 429).

Wie entscheidend in psychoanalytischer Orientierung für den Therapieerfolg gerade die Entwicklung einer negativen Übertragung und ihre durchgreifende Ver- und Bearbeitung sein kann, belegt eine Fülle von Fällen, skizziert u.a. bei Kutter (1976), Lang (1986a), Thomä und Kächele (1988), Csef (1988), Joraschky (1996), Gabbard (2005), Lang und Weiß (1999).

Ein entscheidender kurativer Faktor scheint zu sein, dass die Therapie *selbst zur »Zwangsmaßnahme«* wird, der Patient jetzt aber gegen diese Zwangsmaßnahme rebellieren und diese Rebellion artikulieren kann.

»Der tiefenpsychologisch fundiert arbeitende Psychotherapeut sollte also bei aller Konfliktzentrierung dafür Sorge tragen, dass (...) Hassblockaden auch bearbeitet werden. Anders gesagt: Was hilft eine noch so positiv getönte Übertragungsbeziehung, wenn der Patient auf seinem Hass sitzen bleibt, weil der freundlich-wohlwollende Therapeut ihm nonverbal vermittelt, dass nur

›freundliche‹ Themen in der Therapie angebracht sind?« (Reimer und Rüger 2000, S. 43).

Das trifft auch auf Herrn E. zu. So sehr die sadistischen und sexuell-inzestuösen Trauminhalte abgewehrte Regungen thematisierten, so sehr diente ihre Mitteilung zugleich und zunächst der Bemühung um Unterwerfung und Anerkennung durch den Therapeuten. Die deutliche Besserung der Zwangssymptomatik in dieser ersten Behandlungsphase war deshalb teilweise als Übertragungsgeschenk an den Therapeuten zu verstehen und beruhte mit darauf, dass der Trieb-Abwehr-Konflikt durch Projektion eines sadistischen Überichs auf die Behandlungssituation selbst externalisiert werden konnte. Die zugrunde liegende sadomasochistische Beziehungsstruktur blieb dagegen zunächst unberührt. Erst als auch dieser Teil der Übertragungsbeziehung ins Wanken geriet – zunächst dadurch, dass der Patient destruktive Phantasien als ich-synton erlebte, und später insofern (und dies war entscheidend), als er seine bisherige Gefügigkeit aufgab und den Therapeuten zu kritisieren und zu attackieren begann –, ergaben sich weiter reichende Veränderungen. Das Beziehungsmuster, das jetzt in dieser »negativen Übertragung« erschien, zeigte die hochambivalente, ebenfalls auf Unterwürfigkeit beruhende Beziehung zu den dominanten Elternfiguren. Die Arzt-Patient-Beziehung gab in der Bearbeitung dieses Beziehungsgeschehens jetzt das Modell ab. Im Zuge der nun einsetzenden allmählichen Integration der destruktiven Regungen ließen die Abwehrrituale (Kontroll- und Waschzwang) weitgehend nach. Nach etwa 1½ Jahren war der Patient symptomfrei. In der Schlussphase der Behandlung stand die weitere Bearbeitung von Abhängigkeits- und Autonomiekonflikten im Vordergrund.

Oft kündigt sich diese Rebellion nur zaghaft an, so beim 38-jährigen Filialleiter durch plötzliches Zuspätkommen, Absagen von Stunden, subtile Entwertungen der therapeutischen Methode (noch nicht des Therapeuten).

Bei der 23-jährigen Patientin mit Wasch- und Duschzwang markierte diesen Wendepunkt ihre plötzliche Weigerung, die Grundregel einzuhalten: Zu Beginn einer analytischen Therapie verpflichtet sich bekanntlich der Patient, alle Einfälle, seien sie ihm auch unangenehm oder erscheinen sie ihm unwichtig usw., mitzuteilen, um auf diese Weise bislang verdrängte, konfliktbesetzte Inhalte zu erschließen. Eine Freundin hatte ihr aber ein Geheimnis erzählt und sie habe ihr versprochen, es niemandem weiterzuerzählen. Deshalb könne sie in der Therapie nicht darüber berichten. Joraschky (1996) machte eine ähnliche Erfahrung: »Als der Patient sich gegen die Grundregel, alles erzählen zu müssen, als unterwerfende Pflicht auflehnen konnte, kamen im Schwall seine ganzen Ohnmachtserfahrungen. Er konnte nun als Erwachsener den Demütigungen des Kindes entgegentreten und für das Kind eintreten und nicht den Versuchungen der ständigen Opferwiederholungen nachkommen.«

Eine solche »Pflichtverletzung« kann natürlich im Therapeuten selbst Gefühle heftiger *aggressiver Gegenübertragung* wecken, sieht er doch sein Verfahren gesprengt, mit dem er sich identifiziert und auf das er baut. Er wird sich erinnern, dass Freud die Behandlung von Patienten, die nicht bereit waren, der Grundregel zu folgen, abbrach oder gar nicht begann. Er kann deshalb versucht sein, in eine Dialektik von Herr und Knecht (Hegel 1952, Lacan 1966, Lang 1973, Lang 1986 a), in ein »klassisches Macht-Ohnmachts-Spiel« (Joraschky 1996) einzutreten. Um nicht in eine solche unfruchtbare, antitherapeutische Machtkollusion zu geraten, muss sich der Therapeut mehrerer Punkte bewusst sein:

Für eine erfolgreiche Therapie kann charakteristisch sein, dass hier plötzlich etwas geschieht, das über das hinausgeht, was in der Schulpsychotherapie Programm, Norm ist. Balint (1968) hat diesen Punkt eines ungeplanten interaktionalen Ereignisses *»Neubeginn«* benannt.

> Im Zuge einer sich bald bildenden positiven Übertragung, verbunden mit Über-ich-Entlastung, entsprechender Reduktion von Schuldgefühlen und der Verbalisierung bislang abgewehrter Wünsche und Ängste, waren bei der Bibliothekarin Sylvia O. die generalisierten Zwangsbefürchtungen und Zwangshandlungen so zurückgetreten, dass sie sich wieder überall frei bewegen konnte. Die Zwangsbefürchtungen um den Tod des Vaters nahmen indessen zu. Parallel dazu steigerte sich die Übertragung zur Übertragungsliebe. Da indessen die Therapie in der Abstinenz stattzufinden hat, machte sich bald eine tiefe Enttäuschung breit, es kam zum dialektischen Umschlag. Der Therapeut wurde zu einem Menschen, der »stur wie ein Fels ist«, ein »Herz aus Stein« hat. Die therapeutische Regression macht indessen nicht bei dieser ödipalen Thematik Halt. Das therapeutische Setting wurde zum »analen Gefängnis«, der Therapeut zum Gefängniswärter, dem sie, um endlich frei zu sein, den Tod wünscht. »Sie sind wie ein Alpdruck, der auf mir lastet. Ich habe Sie schon immer als jemand empfunden, der mit der Peitsche hinter mir steht. Ich habe zu Hause phantasiert, dass dieses Gefängnis hier in die Luft fliegt, weil ich den Druck und Zwang nicht mehr aushalten kann.« Es war der Patientin indessen möglich, Einsicht in

dieses Geschehen als Übertragungsgeschehen zu gewinnen, beispielsweise im Schweigen des Therapeuten auch eine Wiederholung des Nichtreagierens der wenig Zuwendung bietenden Mutter zu sehen, das sie in ihren frühen subjektiven Ängsten als existenzbedrohend empfunden hatte. Und sie konnte sich den übertragungsneurotischen Effekt dieser schwierigen Monate eingestehen: »Je mehr ich das mit Ihnen hier durchmache, dann habe ich weniger Zwänge und Ängste sonst, kann mich auch viel besser durchsetzen.« Wenn zuletzt ein mütterlicher Übertragungsaspekt in den Vordergrund trat, so scheint doch nicht minder wichtig zu sein, dass die Patientin in der Beziehung zum Therapeuten die Erfahrung machen konnte, dass ein mitmenschlicher Bezug zu einem Vaterobjekt möglich ist, der nicht von irritierenden, nur neue Schuldgefühle provozierenden inzestuös anmutenden Sexualisierungen abhängig ist, und trotzdem Bestand hat. Auf diese Weise konnte sie die korrigierende Erfahrung einer integren triangulären Beziehung machen.

Wie komplex sich die Pathogenese und dementsprechend auch die Therapie gestalten, zeigt paradigmatisch die Kranken- und Behandlungsgeschichte von Sylvia O. Zunächst die typische ödipale Konstellation, die sich in der Therapie als »Übertragungsliebe« manifestiert, dann mehr und mehr der Autonomie-Abhängigkeits-Konflikt gerade auch im Hinblick auf das bindende »väterliche Liebesobjekt«, schließlich der narzisstische Aspekt, der sich in lange überspielten, massiven Minderwertigkeitsgefühlen, so z. B. in einer massiven Dysmorphophobie eines Busen-Komplexes manifestierte. Es wurde immer klarer, dass die (frühe) Ödipalisierung als Kompensation eines frühen narzisstischen Defizits anzusehen war. So ist es in der Therapie entscheidend mitzuberücksichtigen, dass neben den genannten Übertragungsformen gerade auch die sogenannte »Spiegelübertragung« und damit der Wunsch nach Anerkennung und Bestätigung des Selbstwertes eine zentrale Rolle spielt. So hatte die Zwangssymptomatik bei der Patientin mit dem massiven Wasch- und Duschzwang während ihrer Gymnasialzeit in Form eines Zwangs begonnen, alles Geschriebene immer wieder kontrollieren zu müssen, um sich nicht möglicher Lächerlichkeit auszusetzen. In der Psychodynamik selbst begegnete die Pathogenese bei dieser Patientin ähnlich und ähnlich gestaltete sich auch die Therapie, wenngleich nicht so intensiv im Übertragungsgeschehen wie bei der Bibliothekarin. Auch hier war neben den übrigen Wirkfaktoren die korrigierende Erfahrung einer integren triangulären Beziehung mitentscheidend. Dasselbe gilt für den 24-jährigen Kunststudenten mit den massiven aggressiven Zwangsimpulsen. Unter anderem war es wichtig, dass die Therapeutin nicht vor diesen Zwangsimpulsen, die sich in der Übertragung auch gegen sie gerichtet hatten, zurückschreckte, sondern sie als Versuch sah, gegen Gefühle der eigenen Ohnmacht und Minderwertigkeit anzugehen. Voraussetzung ist natürlich, dass sich ein solches Zwangssyndrom auf neurotischem Niveau bewegt. So traten die Zwangsimpulse am Ende der Behandlung nicht mehr auf, der Patient wirkte durchsetzungsfähiger, konnte erfolgreich eine Zwischenprüfung seines Studiums bestehen. Die Therapie wurde unter der Supervision des Autors von Frau Dr. Koepsell durchgeführt.

Wie in einem solchen Verlauf das sogenannte *Now-Moment* (Stern 2002) als Heilfaktor wirken konnte, sei im Folgenden noch näher ausgeführt. Solche »Jetzt-Momente« (sie erinnern an Balints Begriff des »Neubeginns« wie auch an Lacans Begriff des »Schnitts«; Lacan 2010/11, S. 180) stellen unvorhergesehene Augenblicke dar, in denen sich etwas Bedeutsames ereignet, das tief greifende Auswirkungen hat und einen neuen intersubjektiven Kontext der »Begegnung« zwischen Therapeut und Patient schaffen kann.

In der Therapie von Sylvia O. gab es eine Fehlleistung des Therapeuten, welche implizit die Bedrängnis hinsichtlich der massiven negativen Übertragung und zugleich den Wunsch nach Distanzierung verriet.

Auf Übertragungsdeutungen, mit deren Hilfe ich die schwierige Situation zu entschärfen suchte, beispielsweise des Typs, ob vielleicht die Zwangssituation, wie sie jetzt die Analyse hier erlebe, etwas wiederholt, das sie schon als Kind erlebt habe, ob sie sich damals »eingezwängt« fühlte, geht die Patientin überhaupt nicht ein. Als ich wieder einmal in diese Richtung zu arbeiten suchte, an ihre bittere Klage, sich allein gelassen zu fühlen, anknüpfe und frage, ob nicht die damit verbundenen quälenden Gefühle auf frühere schmerzhafte Situationen elterlicher Abweisung hinweisen könnten, ich also wieder eine genetische Übertragungsdeutung gebe, bleibt wiederum ein entsprechendes Eingehen aus. Die Analysandin setzt sich vielmehr auf, starrt mich feindselig an – was sie schon in den Stunden zuvor getan hat – und sagt nach etwa zehn Minuten ganz herausfordernd und abschätzig: »Was wollen Sie machen, wenn ich das nächste Mal ausflippe und Sie anspringe? Sie haben wohl auch Angst vor Frauen und verstecken sich deshalb hinter Ihr starres Schema!« Ich sage: »Auch?« Darauf die Patientin: »Wie mein Mann sind Sie wohl auch ein Greis von 80 Jahren, das hab' ich ihm gestern gesagt, als er nicht konnte. Er sagte dann zu mir: ›Hübsch bist du ja, aber du bist ein Teufel.‹ Ein Glück für Sie, dass am nächsten Dienstag (es war der Faschingsdienstag) die Stunde ausfällt.« Die Patientin hat dienstags, mittwochs und donnerstags Analysestunden. Die gerade geschilderte Stunde fand an einem Mittwoch statt. Sie fährt dann fort: »Da bin ich mal mit einem nach Hause gegangen, mit dem war dann auch nichts los.« Die Stunde war zu Ende. Beim Verabschieden sage ich: »Auf Wiedersehen am Aschermittwoch.« Die Patientin blickt mich konsterniert an, ich merke sofort meine Fehlleistung (wir hatten ja erst Mittwoch) und sage: »Natürlich morgen, heute ist ja erst Mittwoch.«

Zur nächsten Stunde kommt die Patientin mit versteinertem Gesicht, legt sich hin und schweigt. Nach fünf Minuten sage ich: »Sie schweigen.« Keine Reaktion. Nach weiteren zehn Minuten sage ich: »Es wäre wichtig, wenn Sie sagen könnten, was Sie bewegt.« Keine Reaktion. Nach weiteren zehn Minuten frage ich, ob ihr Schweigen mit meiner gestrigen Fehlleistung zu tun habe, und betone, dass es wichtig wäre, wenn wir darüber sprächen. Wiederum keine Reaktion. Ich sage dann, dass sie das doch gekränkt haben müsse. Sie spricht jetzt zum ersten Mal: »Von Ihnen lasse ich mich nicht kränken.« Nach erneuten heftigen Klagen über die analytischen Zwangsmaßnahmen, die sie unmündig machen, und dass sie auf keinen Fall bereit wäre, das noch länger zu ertragen, länger hier zu liegen, sagt sie nach einer Pause: »Vielleicht sind Sie froh, wenn Sie mich los wären.« (Natürlich hatte die Analysandin hinsichtlich des nächsten Termins, des »schmutzigen Donnerstags«, dem Tag des Beginns der »Weiberherrschaft« und männlicher Kastration, Recht – angesichts des Trommelfeuers negativer Übertragung hätte ich sie in meiner Gegenübertragung sicherlich lieber in »Sack und Asche« gesehen (Aschermittwoch!). Daraufhin ich: »Sie haben es sicher schon erlebt, dass dann, wenn Sie wütend sind, so wie jetzt auf mich, Sie Angst bekommen, verlassen zu werden.« »Oder ich bekomme Schuldgefühle«, fährt die Patientin fort. Ich schließe daran an: »Dann müssen Sie sich vergewissern, ob der andere Ihnen nicht böse ist, noch bei Ihnen bleibt, er Ihre Wut überhaupt aushalten, überstehen kann.« Erneut die Patientin: »Ich wollte schon immer Ihre Mimik kontrollieren, weil ich so erfahren könnte, wie Sie wirklich zu mir stehen.« Therapeut: »Und deshalb wollten Sie auch nicht mehr liegen. Und da es ja wichtig ist, dass Sie mich sehen, können Sie sich gerne setzen. Entscheiden Sie selbst.« Patientin: »Ich werde es mir bis zum nächsten Mal überlegen.« Schon an der Tür – die Stunde war zu Ende – dreht sie sich noch einmal um, lächelt zum ersten Mal seit zwei Monaten und sagt: »Schöne Tage im Karneval.«

Zur nächsten Stunde kommt die Analysandin ganz gelöst, legt sich, ohne

> überhaupt mein Angebot der Settingsänderung zu erwähnen, auf die Couch und erzählt, anknüpfend an meine früheren Deutungsversuche, die sie völlig ignoriert hatte, eine Fülle von Erlebnissen und Situationen kindlicher Verlassenheit, kindlichen zwanghaften Eingeschlossenseins im Zimmer, berichtet vom über Jahre zwanghaft durchlaufenen Klavierunterricht, in dem der Lehrer sie bei Fehlern mit einem Stock auf die Finger schlug; sie erzählt die Kränkungen und Benachteiligungen auf dem Gymnasium, die sie als Angehörige der unteren Mittelschicht zu erleiden hatte. Charakteristisch für sie, dass sie nie zu rebellieren wagte, vielmehr überangepasst reagierte. Sehr gut kann sie diese frühkindlichen und kindlichen Situationen mit den Erfahrungen der Übertragungssituation in den letzten Monaten in Zusammenhang bringen: beispielsweise das Schweigen des Analytikers mit dem Nichtreagieren der Mutter zu parallelisieren, das Die-Wand-Anstarren im Behandlungszimmer mit dem Bohren von Löchern in die Wand neben dem Kinderbett zu verbinden. Ihr verzweifeltes Alleinsein hatte sie dazu gebracht.

Ein entscheidender Wirkfaktor scheint zu sein, dass im Erleben der Patientin die therapeutische Situation selbst zur »Zwangsmaßnahme« wird, sie aber jetzt gegen diese Zwangsmaßnahmen, die sowohl die kindliche Situation der Beziehung zum nicht nur geliebten, sondern vor allem auch autoritär erlebten Vater und der rigiden Mutter als auch spätere analog konstituierte Übertragungskonstellationen spiegelten, rebellieren und die Rebellion artikulieren konnte. *Indem der Patient in der Übertragungsbeziehung seinen Kernkonflikt reinszeniert, kann er, da die therapeutische Situation sich im Gespräch vollzieht, zur Sprache gebracht und damit einer weiteren Verarbeitung zugeführt werden.* Dass eine solche »Reinszenierung« und ihre Verarbeitung möglich ist, setzt, wie oben ausgeführt, voraus, dass eine »innere Kommunikation« zwischen Präsentem und Vergangenem statthat. Was dabei an vergangener Konflikthaftigkeit und Traumatisierung erscheint, ist indessen von der aktuellen Situation nicht unabhängig. Wie an anderer Stelle (Lang 1973, S. 134 ff.; 2000 b, S. 43 ff.) ausgeführt, ist jenes, was als vergangene »Realität« erscheint, vom aktuellen Kontext, der Situation der »Vergegenwärtigung« nicht unabhängig. Die »herausgerutschte Fehlleistung« des Therapeuten wie auch das damit zusammenhängende Angebot der Settingsänderung wurden in dieser Therapie zum »Sesam-öffne-dich« zu einer vergangenen »Zwangswelt«, deren Bearbeitung, verbunden mit viel Trauerarbeit, zu einer generellen Entdramatisierung führte. Offensichtlich hatte die Fehlleistung, welche die Patientin selbst gedeutet hatte, und ihre Aufarbeitung die Beziehung auf eine andere, eher symmetrische

Ebene gestellt. Eine neue Form der Interaktion entstand, die dann auch generalisiert werden konnte. Die 9½ Jahre währende Zwangssymptomatik, die den Lebensraum der Patientin immer mehr eingeschränkt hatte, blieb auch, wie ein Nachgespräch ergab, 2½ Jahre nach Beendigung der Therapie verschwunden.

Ein entscheidender kurativer Faktor scheint also darin zu bestehen, dass die Therapie selbst, mit den Worten der Patientin ausgedrückt, als »Druck und Zwang« empfunden wird – letztlich sowohl die Bindung an den Vater als auch die Beziehung zur Mutter spiegelnd –, sie aber jetzt gegen diesen Zwang rebellieren und diese Rebellion artikulieren kann.

Wie bereits vorher festgestellt, kann es für eine erfolgreiche Therapie also charakteristisch sein, dass plötzlich etwas geschieht, das über das hinausgeht, was in der Schulpsychotherapie gewissermaßen Programm, Norm ist. Einen ähnlichen »Neubeginn« hatten wir ja auch bei dem Patienten Joraschkys (1996) und der 23-jährigen Patientin mit dem Wasch- und Duschzwang kennen gelernt.

Eine durchgreifende Strukturänderung kann wohl nur eintreten, wenn die Auseinandersetzung *auch in die Beziehung zum Therapeuten eingeht*. Mögen die eigenen aggressiven Gegenübertragungsgefühle angesichts der jetzt gezeigten Aggressivität des Patienten noch so hochkochen, der Therapeut muss sich vergegenwärtigen, dass er ein Subjekt vor sich hat, das sich aufgrund einer basalen Verunsicherung eine quälende Symptomatik eingehandelt hat und nun in einem interaktionalen Prozess hofft, dieser Verunsicherung wie auch der Symptomatik ledig zu werden, und es Aufgabe des Therapeuten ist, dabei zu helfen. Wie sich »alle Konfliktbereiche«, insbesondere der Hass auf Mutter und Vater, schon bei einem 11-jährigen Mädchen im Übertragungsgeschehen manifestieren können, zeigt eindrucksvoll der Fall der analytischen Therapie von »Jennifer«. Dabei konzentrierte sich dann die Behandlung, wie die Kollegen, welche diese Krankengeschichte schildern, betonen, weitgehend »auf die Symbolisierung des unbewussten Konfliktes, auf konfrontierende Deutung und auf ein Durcharbeiten in der Übertragung. Jennifer konnte rivalisieren, Aggressionen und Angst ausdrücken und Schuldgefühle auf einem reiferen Niveau bewältigen« (Heinemann und Hopf 2012, S. 128). Eindrucksvolle Falldarstellungen hinsichtlich des therapeutischen Wirkfaktors negativer Übertragung und deren entsprechender Durcharbeitung finden sich neben den schon oben genannten Autoren auch bei Jorswieck und Wunderlich (1997, S. 93 ff.).

Bei den sich angesichts der Aggressivität des Patienten einstellenden gekränkt-aggressiven *Gegenübertragungsgefühlen* muss sich der Therapeut immer bewusst sein, dass es dieser »Auseinandersetzung« im Rahmen einer negativen Übertragung bedarf, damit es zu einer »Symmetrisierung« der Beziehung und entsprechenden Emanzipation kommen kann.

Er muss sich dabei bewusst sein, dass er in der Regel einen »gehemmten Rebellen« in Behandlung hat. Das kann auf der einen Seite bedeuten, dass sich ein »mustergültiger Analysand« (Lang und Weiß 1999) präsentiert, der beispielsweise die psychoanalytische Grundregel des Mitteilens und freien Assoziierens quasi im Sinne von Beichtritualen zwanghaft befolgt, möglichst im Abstrakten, Intellektualisierenden bleibt, um Emotionen zu vermeiden, welche die Beziehung, ja, das Handeln überhaupt gefährden und bedrohlich erscheinen lassen können. Der Therapeut steht quasi vor dem Paradoxon, »das vom Patienten selbst sehr gefürchtete, mit Schuldgefühlen erlebte und deshalb abgewiesene und vermiedene eigenständige Handeln zu fördern, ohne mit der Methode des Förderns dem Zwangsneurotiker neue Gebote zu setzen, d. h. ihn zur weiteren Unterwerfung zu zwingen« (Quint 1971). Der Therapeut kann sich mit der »russischen Taktik« (Freud 1920, S. 291) des Zwangskranken in seiner hohen Ambivalenz zwischen Befolgung und Boykottierung des therapeutischen Settings konfrontiert sehen – ist der Zwangskranke doch zugleich ein »unbewusster Rebell«. Wie kann man aus dieser Sackgasse herauskommen? Das kann, wie dargestellt, durch die Entwicklung eines aggressiven Übertragungsprozesses geschehen. Ist eine solche Auseinandersetzung nicht möglich, weil der »freundlich-wohlwollende Therapeut« sie nicht zulassen kann, der Patient so auf seiner Aggressivität letztlich »sitzen bleibt«, wird eine psychodynamische Therapie dies nicht durchgreifend ändern können. Die analytische Therapie von Felix Leps (2001) ist wohl hierfür ein Beispiel, wie auch die analytische Therapie des »Wolfsmanns« durch Freud. Freud hatte, nachdem der russische Adlige Sergej Pankejeff durch die Oktoberrevolution sein ganzes Vermögen verloren hatte, selbst bei Freunden und Kollegen für diesen »berühmtesten Fall der Psychoanalyse« Geld gesammelt. Wie, müssen wir uns fragen, kann man sich von einem solchen Vater, der zusätzlich noch an einem bedrohlichen Krebs erkrankte, einem solchen Wohltäter lösen, wie sich mit ihm auseinander setzen? Vielleicht hat es der Patient dann in der Form des von Mack Brunswick (1929) beschriebenen, von ihr behandelten Verfolgungswahns getan, wobei im Verfolger unschwer Freud selbst zu erkennen ist. Für Freud war es wohl immer schwieriger geworden, sich mit aggressiven Übertragungen auseinander zu setzen, was aber offensichtlich für eine erfolgversprechende Behandlung von Zwangsneurosen zuweilen erforderlich ist. Ganz anders Freud als Behandler des »Rattenmanns«. Bei der Durcharbeitung der Übertragung spricht Freud, wie oben erwähnt, von »ärgsten Beschimpfungen« von Seiten dieses Patienten. »Es kam bald dazu, dass er mich und die meinigen in Träumen, Tagesphantasien und Einfällen aufs Gröblichste und Unflätigste beschimpfte …« (1909, S. 429).

In dieser »Auseinandersetzung« hat sich der Therapeut *zugleich als Alter Ego und triangulierender Faktor* zu präsentieren, denn soll der Patient die Chance erhalten, seine »Blocks« inszenieren und aktualisieren zu können, muss der Therapeut sich so präsentieren, dass der Patient seinen Part im Übertragungsgeschehen als affektiv befrachtetes »Wortgefecht« führen kann. Zugleich muss er aber in seiner Abstinenz die Konstituierung einer *triangulierenden Metaperspektive* ermöglichen, in deren Rahmen sich die bisherige subjektive Epistemologie und der bisherige Daseinsentwurf verändern können. *Die »gehemmte Rebellion«, gestaltet durch das zwangsneurotische Abwehrgeschehen, wird dann hinfällig und somit die Zwangsneurose überhaupt.*

7.6 Paar- und Familientherapie

Nicht selten sind Partner und Familienangehörige in das Zwangsgeschehen eingespannt, helfen zum Beispiel beim Verrichten der Zwangshandlungen, ziehen aus solchen Abhängigkeitsverhältnissen auch Gewinn. Und umgekehrt kann der Zwangskranke jetzt aufgrund seiner Erkrankung Macht und Kontrolle ausüben. Aufgrund seiner Zwangssymptomatik des ständigen Umschauen- und Umkehrenmüssens war unser 38-jähriger Filialleiter nicht mehr in der Lage, selbst Auto zu fahren. So konnte er seine Frau als Fahrerin rekrutieren. Sie musste ihm jetzt zu Diensten sein, was vorher nicht der Fall war. Eine solche Machtposition trägt zur Aufrechterhaltung der Symptomatik bei, ist es doch die Symptomatik, die diese Position verschafft – dies in der Regel bei Menschen, die zuvor als überangepasst, oft unterwürfig und durchsetzungsgehemmt begegneten. So beispielsweise auch bei der 23-jährigen Patientin mit Wasch- und Duschzwang, die in ihrer Familie bislang eher das fünfte Rad am Wagen gewesen war und jetzt aufgrund der Symptomatik, die vor allem die Eltern beim Duschen mit einbezog, sehr viel an Zuwendung forderte und bekam.

Bei Kindern und Jugendlichen kann ein Zwangssyndrom durch eine anankastische Dressur oder, wie wir gesehen haben, eine ödipale Parentifizierung mitbedingt sein. Entsprechend sind dann Eltern in die Therapie mit einzubeziehen. Allein eine Hospitalisierung, die aus dem pathogenetischen Milieu entfernt, kann nicht selten schon eine entscheidende Besserung bringen, entfällt doch beispielsweise jetzt die familiäre Verführung, der Kampf um familiäre Kontrolle und

Dominanz. So bei dem in Kapitel 3 beschriebenen 29 Jahre alten Patienten Gabbards, Mr. N., der in inzestuös verstrickte Beziehungen zu seiner Mutter geraten war. Gleichzeitig kann aber gerade auch der Leidensdruck eines Partners bzw. von Familienangehörigen, der durch die Zwangsstörung verursacht ist, zur Therapie motivieren.

In gewissem Maße unabdingbar ist die Einbeziehung der Familie in der Behandlung von Kindern. Das zeigt eklatant der Fall des schon genannten 12-jährigen Jungen, auf dessen Behandlung wir jetzt eingehen wollen. Die ausführliche Darstellung findet sich in Lang 2003a. Die Therapie, die der Autor supervidierte, wurde von Frau Bachmann-Lauer durchgeführt.

> So traten erstmals beim jetzt 14-jährigen Patrick Zwangsvorstellungen in Form von Zwangsgrübeln nach dem Tod der Großmutter mütterlicherseits auf. Er könne an deren Tod schuld sein, weil er trotz Bitten der Mutter deren Mutter nur selten oder gar nicht während der Krankheit besucht habe. Die Mutter hatte gesagt, wenn sie – Patrick und die 2½ Jahre jüngere Schwester – die Großmutter besuchten, würde sie vielleicht wieder gesund. Jetzt setzte auch ein Waschzwang dergestalt ein, dass er seine Hände so lange waschen musste, bis sie rot und wund waren. Ritualisiert musste ihm die Mutter vor dem Einschlafen immer wieder versichern, dass er kein Fieber habe, sie ihn deshalb nicht an der Stirn berühren brauche. Damit verbunden Zwangsbefürchtungen, dass er selbst sterben müsse. Schnell stellten sich noch weitere Zwänge ein, so Kontrollzwänge: Er war jetzt auf peinlichste Ordnung in seinem Zimmer bedacht, beispielsweise mussten Teppichfusseln sofort entfernt werden, Schränke und Kommoden mussten abgeschlossen sein, was er immer wieder kontrollieren musste; seine Zähne konnte er jetzt nur noch dann putzen, wenn er vorher minutenlang mit der Zahnpasta im Waschbecken »rumgeschmiert« hatte.
>
> Patrick ist der Sohn eines ungelernten Arbeiters und einer Verkäufern, die nach der Geburt des zweiten Kindes ausschließlich als Hausfrau tätig ist. Die Mutter hatte bereits unter der Ablösung vom Elternhaus, bedingt durch die Heirat, sehr gelitten, depressive Verstimmungen gezeigt, ein Herz-Angst-Syndrom und klaustrophobische Ängste entwickelt. Diese Symptomatik hatte auch während der ersten Lebensjahre von Patrick persistiert.
>
> Abgesehen davon, dass ein Kindergartenbesuch kaum möglich war, da Patrick zu sehr an seiner Mutter »klebte«, verlief die Frühkindheit unauffällig, er war mit 2½ Jahren »sauber«, kotete aber bei Schulbeginn erneut ein. Sieben-

jährig musste er wegen einer ungeklärten Infektion mit hohem Fieber für eine Woche ins Krankenhaus, wobei er »andauernd weinte« und die Mutter (medizinisch unbegründet) große Ängste hatte, er sei an »Blutkrebs« erkrankt.

Psychodynamische Überlegungen haben einen Zusammenhang herzustellen zwischen Symptomatik, auslösenden Bedingungen, Biographie bzw. entsprechender Disposition. Angesichts der ängstlich-depressiven Erkrankung der Mutter während der Schwangerschaft und der ersten Lebensjahre ist anzunehmen, dass aufgrund von Defiziten in dieser frühen »fördernden Umwelt« (Winnicott 1974) die Ausbildung eines stabilen Selbst erschwert war.

Der Vater, der blass begegnete und familiärer Außenseiter blieb, war offensichtlich nicht in der Lage, die massive Ablösungsproblematik der Mutter aufzufangen und auch in der Beziehung zum Sohn kompensierend zu fungieren. Wie wenig sich hier eine stabile »strukturale Triade« (vgl. Lang 2011a) bilden konnte, zeigte der weitere Lebensgang. Es entwickelte sich eine extrem enge, parentifizierende Beziehung zwischen Mutter und Sohn, die u.a. ihren Ausdruck dadurch fand, dass der 14-jährige Sohn, kaum dass der Vater morgens das Haus verlassen hatte, zur Mutter ins Bett kroch, die Mutter Versuche des Vaters, den Sohn zu autonomisieren, sabotierte, die Mutter ihn quasi im Bett versteckte, als es galt, mit der Klasse einen Landschulaufenthalt anzutreten.

Eine Entwicklungsblockade durch ein solches Verhalten ist quasi vorprogrammiert, denn mit Hopf (2005) ganz allgemein zu sprechen, gilt: »Die Entwicklung eines Kindes wird bestmöglich gefördert, wenn Befriedigungen und Frustrationen erlebt und ausgehalten werden: Zur Liebe gehören auch Versagungen und Grenzen, wenn die Liebe nicht in Verwöhnung und Überfürsorge umschlagen soll« (S. 38).

In der Schule war er mehr und mehr zum gehänselten und verachteten Außenseiter, zur »Memme« und zum »Muttersöhnchen« geworden. Obwohl groß und kräftig gewachsen, begegnete er hier »wehrlos«, hatte auch das Fußballspielen aufgegeben aus Angst, andere dabei zu verletzen. Mehr und mehr erhielt die Mutter-Sohn-Beziehung eine erotisch-inzestuöse Note. Jedes Mal, wenn er onaniert hatte, sagte er es der Mutter, zeigte ihr seinen Penis und fragte, ob alles in Ordnung sei, malte der Mutter einen »Stinkefinger« auf den nackten Oberarm.

Zwang kann, wie Streeck-Fischer (1998) schreibt, »als Mittel der Selbstdistanzierung und -bewahrung einem reizüberflutenden Objekt gegenüber eingesetzt werden«. Streeck-Fischer sieht in der Art der Beziehungsgestaltung, wie sie unser Fallbeispiel zeigt, ein für Zwangsstörungen bei Kindern und Jugendlichen charakteristisches Beziehungsmuster: »Es zeigte sich immer ein zu nahes, grenzüberschreitendes, übergriffiges Verhalten von Seiten wichtiger Personen, in der Regel der Mütter« (ebd., S. 91). Analog zur auf S. 35 zitierten Patientin, die als Kind sexuellem Missbrauch ausgesetzt war, lassen sich die Kontroll- und Ordnungszwänge als externalisierte Abwehr gegen einen übergriffigen und intrusiven (hier mütterlichen) Anderen verstehen.

Die regressive, autonomiefeindliche Bewegung war bei Patrick in eine massive ödipale Problematik eingebettet. Die therapeutische Strategie musste deshalb auf eine »Triangulierung« (vgl. Lang 2011a) abzielen. Die Beziehung zwischen Vater und Mutter war so zu gestalten, dass der Vater mehr in die Familie hineinkommt, der Sohn quasi nicht mehr allein das (parentifizierte) Liebesobjekt der Mutter ist, er sich, entgegen den regressiv-ödipalen Tendenzen ablösen und damit autonomisieren kann. Und dies konnte in dieser Therapie auf mehreren Ebenen realisiert werden. So gelang es, das Interesse des Sohnes für den Vater, der bislang »draußen« oder höchstens als Rivale präsent war, zu wecken. Der Vater hatte seine Arbeitsstelle als Hilfsarbeiter aufgegeben, um jetzt eine Position einnehmen zu können, die mit mehr Verantwortung und Ansehen verbunden war. Sie machten eine Reihe gemeinsamer Unternehmungen, wie Besuche von Sportveranstaltungen, die schließlich dazu führten, dass der Sohn wieder frühere eigene Aktivitäten, wie Fußball- und Basketballspiel, aufnehmen konnte; die Ängste vor der Aggressivität anderer wie auch vor der eigenen gingen zurück. Unterstützend für diese »Überich-Entlastung« wirkten natürlich die therapeutischen Gespräche. In Elterngesprächen, die die Einzeltherapie begleiteten, gelang es zugleich, mehr Verständnis und Nähe der Ehepartner zueinander zu gewinnen. So Verständnis des Ehemanns für die Ängste der Ehefrau (»Ich wusste gar nicht, dass du so krank warst«) und umgekehrt Anteilnahme der Ehefrau an den beruflichen Problemen des Ehemanns, die jetzt mit der neuen Arbeitsstelle und der höheren Verantwortung verbunden waren. Je mehr sich so Vater und Sohn näher kamen und auf der anderen Seite sich die eheliche Beziehung enger gestaltete, desto mehr lockerte sich die problematische Mutter-Sohn-Beziehung sowohl auf regressivem wie auch auf ödipal-reaktiviertem Gebiet. In der Folge konnte er sich besser in der Schule durchsetzen, sich selbst generell besser behaupten, die inzestuös gefärbte »Abhängigkeit« von der Mutter ging entscheidend zurück, die Zwänge, die, verbunden mit einer generellen Verunsicherung, aus diesen aggressiven und libidinösen Autonomie-Abhängigkeits- und Überich-Es-Konflikten resultierten, verschwanden gänzlich.

Neben der Einzeltherapie war es hier die zusätzliche Paar- bzw. Familientherapie, welche, wie Tominschek und Schiepek (2007, S. 53) formulieren, »die Kommunikations- und Interaktionsmuster verändert und so eine dauerhafte Symptomreduktion ermöglicht« hat. Im Lichte der »High-Expressed Emotions«-Theorie war entsprechend eine Reduktion des emotionalen Überengagements durch die Mutter wie auch der »feindseligen« Haltung des Vaters zu konstatieren.

7.7 Gruppentherapie

Zentrale Faktoren des psychotherapeutischen Prozesses psychodynamischer Orientierung lassen sich gerade in der Gruppentherapie realisieren – und dies sowohl im stationären als auch ambulanten Setting. Der Patient kann die Erfahrung machen, dass andere, hier die Gruppenmitglieder, nicht so kritisch sind, wie er es bislang gedacht hatte und wie er sich selbst gegenüber ist. Er kann jetzt sehen, dass er Kritik und Verurteilung aufgrund seines rigiden Überichs in andere projiziert hatte. So kann sich sein »innerer Richter« ändern, kann er lernen, die bislang kaschierten, gehemmten Emotionen als »menschliche« zu akzeptieren. Gruppentherapie kann sich hier deshalb als besonders effektiv erweisen, weil Patienten ein entsprechendes Feedback eher von Mitpatienten annehmen können als vom Gruppenleiter, sofern deren Einstellung die der Allgemeinheit insgesamt spiegelt. In der Gruppe können Patienten die Erfahrung machen, dass die Verbalisierung von bislang tabuisierten Vorstellungen, Wünschen, Ängsten, Aggressionen nicht die befürchteten schrecklichen Konsequenzen hat, sie trotz aller Scham- und Schuldgefühle akzeptiert und verstanden werden können. Yalom (1996) berichtet beispielsweise in seiner Analyse der gruppentherapeutischen Wirkfaktoren, ein besonders wichtiges Ereignis im Gruppengeschehen bestehe darin, dass Patienten von »plötzlichen starken Hassgefühlen oder Wut einem anderen Gruppenmitglied gegenüber« quasi übermannt werden und sie dann die Erfahrung machen, dass dennoch die Kommunikation erhalten bleibt, der Sturm überstanden wird. Der Patient erlebt jetzt ein Gefühl der Befreiung von inneren Hemmungen sowie eine gesteigerte Fähigkeit, seine interpersonalen Beziehungen tiefer zu untersuchen.

Csef (2005) hat vier Phasen psychodynamischer Gruppentherapie ausgearbeitet und fasst schließlich wie folgt zusammen:

> »Zentrale Beziehungsthemen, wie Kampf um Autonomie, Rebellion gegen Abhängigkeit, Ambivalenz von Dominanz und Unterwerfung oder Liebe-Hass-Konflikte können im Rahmen einer psychodynamischen Gruppentherapie unmittelbar im Gruppenprozess reinszeniert und bearbeitet, d.h. verändert werden. Neue Kommunikations- und Verhaltensweisen treten dann an die Stelle der zuvor eingeengten Kommunikation.«

Während Csef ein ambulantes Setting beschreibt, liegen Studien zur Wirksamkeit psychodynamischer Therapie im stationären Setting von Schwarz (1979), Rath et al. (1998) und Kartmann (2008) vor. In einer Studie von Quint und Rath (1987) wurde im stationären Setting eine homogene Gruppe von »hoffnungslosen« Fällen behandelt. Bereits das enge Zusammenleben auf der Station führte zu emotionalen Konflikten dergestalt, dass die habituelle Abwehr schon dadurch unterlaufen wurde. Die Homogenität der Gruppe – die Mitglieder der Gruppe setzten sich nur aus Zwangskranken zusammen – setzte die Schwelle der Scham- und Schuldgefühle herab. In der hier gemachten Erfahrung der »Universalität des Leidens« (Yalom 1996) schwinden Befürchtungen der Patienten, ob ihrer Zwangsvorstellungen und Zwangshandlungen als »abwegig« und »verrückt« zu gelten. Über die jetzt am eigenen Leib erlebten ärgerlichen Reaktionen auf die Zwangssymptome der Mitpatienten »erreichen sie ein nachhaltigeres Verständnis für das, was sie selbst mit ihren Symptomen anstreben und bei ihren Mitmenschen zu Hause an aggressiver Gegenwehr auslösen« (Quint und Rath 1987). Die Gruppe spiegelt auf diese Weise, dass der Zwangskranke durch seine Symptomatik nicht nur sich selbst, sondern auch seine Bezugspersonen kontrolliert und so seine aktuellen interpersonellen Bezüge trotz zwanghafter Abwehr aggressiver und sexueller Antriebe belastet. Eine psychodynamisch orientierte Gruppentherapie kann also schon deshalb indiziert sein, um die interpersonellen Beziehungen, das »social functioning« (Gabbard 2005) zu verbessern.

In der Gruppe Quints und Raths kam es bei 67% der Patienten zur Symptomfreiheit oder zu wesentlichen Besserungen. Neben einer viermal pro Woche durchgeführten Gruppensitzung waren in dieses Setting zwei Einzelgespräche eingebettet. Wohl die erste systematische Studie zur analytischen Gruppentherapie im deutschen Sprachraum wurde am Max-Planck-Institut für Psychiatrie in München durchgeführt (Schwarz 1979). Die Behandlung begann im stationären

Setting und wurde dann ambulant weitergeführt. Die zwei bis sieben Jahre nach Beendigung der stationären Behandlung durchgeführte Katamnese zeigte, dass 83 % der Patienten gebessert bis geheilt waren. In Csefs Monographie »Zur Psychosomatik des Zwangskranken« (1988) finden sich ebenfalls Beispiele für erfolgreich abgeschlossene – rein ambulante – Gruppentherapien bei Zwangskranken. Als besonders relevant hebt Csef hervor, dass im Gruppensetting die Gefahr der sadistischen Gegenübertragung durch die jetzt gegebene Vielfalt der Übertragungsbeziehungen relativiert wird und insbesondere die vom Zwangsneurotiker bevorzugten Abwehrmechanismen der Rationalisierung, Intellektualisierung und Affektisolierung in einer Gruppentherapie weniger aufrechterhalten werden können, da andere Gruppenmitglieder mit anderen Neurosestrukturen frühzeitig und direkt solchen Tendenzen begegnen und intensive Gefühle entgegensetzen. In Abhebung zu Quint und Rath (1987) sieht hier also Csef einen Vorteil in einer heterogen zusammengesetzten Gruppe.

7.8 Notwendige Behandlungsmodifikation bei der Therapie von Zwangssyndromen im Rahmen »früher Störungen«

Zwangserkrankungen gelten häufig als schwer behandelbar. Diese Schwierigkeit hängt v. a. damit zusammen, dass sich hinter einer zwangsneurotischen »Fassade« eine Borderline- oder psychotische Struktur verbergen kann. Wie ausgeführt, dient jetzt ein Zwang v. a. zur Stabilisierung eines fragilen Selbst und zur Abwehr von Ängsten vor Fragmentierung. Es wäre jetzt ein Kunstfehler, wie bei der Behandlung einer klassischen Neurose vorzugehen (Lang 1985). So kann das Couch-Setting mit fehlendem Face-to-Face-Kontakt und generell mangelnder Strukturiertheit der therapeutischen Situation eine schon gefährdete Identitätsstruktur weiter destabilisieren. Wenn man die klassische, ausschließlich für Neurosen von Freud inaugurierte Technik auch auf Patienten psychotischer Strukturiertheit anwende, so handle man, wie Lacan im Schlusssatz seines Artikels »Über eine Frage, die jeder möglichen Behandlung der Psychose vorausgeht« ausführt, »ebenso stupid wie einer, der hechelnd die Ruder schwingt in einem Schiff, das auf Sand liegt (Lacan 1975, S. 117).

So wurden wohl die unkritisch durchgeführte assoziativ-aufdeckende Arbeit am Zwangssyndrom wie auch der intensive Gefühlskontakt des klassischen analytischen Settings bei Gerda A. (siehe Kap. 5.1, S. 64 ff.) zum Auslöser des Aufbruchs der bislang in der Latenz gehaltenen psychotischen Struktur.

Nicht minder erforderlich ist eine genaue diagnostische Abklärung dann, wenn der betreffende Patient verhaltenstherapeutisch behandelt wird. So kann ein unkritisch durchgeführtes Expositionstraining zur Auslösung einer psychotischen Entwicklung führen (Dümpelmann und Böhlke 2003). Wie wir sehen auch Tominschek und Schiepek bei Persönlichkeitsstörungen des Cluster B-Typs in der Zwangsstörung eine stabilisierende Funktion. Insofern ist hier ein »zu frühes Expositionstraining mit Reaktionsverhinderung kontraindiziert, da emotionale Krisen bis hin zu psychotischem Erleben und Suizidalität provoziert werden können« (2007, S. 42).

Die Gefahr einer psychotischen Entgleisung, sofern jetzt durch eine unkritische therapeutische Intervention das Zwangssyndrom als stabilisierend entfiele, betrifft *nicht nur den schizophrenen* Formenkreis, *sondern gerade auch einen möglichen »Absturz« in eine schwere Melancholie.* So war es auch aus psychodynamischer Sicht konsequent, dass bei der Behandlung der 52-jährigen Verkäuferin mit diversen Zwängen und dem ausgeprägten Messie-Syndrom (s. Kap. 6, S. 81 ff.) in einer verhaltenstherapeutisch orientierten psychosomatischen Klinik auf eine Expositionsbehandlung verzichtet wurde, hatte sich doch in den störungsspezifischen Fragebögen (Y-BOCS und BDI) nicht nur eine »schwere Zwangsstörung«, sondern auch eine »schwere Depression« erkennen lassen. Und so war es aus dieser Perspektive nicht minder konsequent, so frustran es auch für den betroffenen Therapeuten war, dass die Patientin, wie in Kapitel 6 dargestellt, den späteren Versuch einer ambulanten verhaltenstherapeutischen Intervention massiv blockierte. Wie geht es ihr heute? Unter der Unterstützung einer milden Gabe von Serotonin-Wiederaufnahmehemmern und einem tiefenpsychologisch orientierten klinischen Management ist es der Patientin dank ihrer sozialen Kompetenz – wobei der histrionische Persönlichkeitsanteil sich sicherlich positiv auswirkte – gelungen, eine stabile Beziehung zu einem sehr gut situierten älteren Partner aufzubauen. Sie konnte nicht nur bei ihm einziehen, sondern macht mit ihm zusammen auch große Kreuzfahrten. Die eigene Wohnung vermochte sie inzwischen so zu gestalten, dass sie jetzt eine adäquate Rückzugsmöglichkeit hat, wenn – wie bei all diesen Patienten – die Nähe-Distanz-Problematik sich zuspitzt.

Generell lässt sich sagen, dass bei Patienten mit »früher Störung« es zuallererst gilt, die Ebene der »Grundstörung« zu behandeln (Lang 1985, 1997, 2000b, 2011a). Gelingt eine Stabilisierung, wird es weniger zwanghaften Denkens und Verhaltens im Sinne einer autoprotektiven Tendenz zur fundamentalen Sicherung bedürfen.

7.9 Kombination von psychodynamischer Psychotherapie, Pharmakotherapie und Verhaltenstherapie

Die Gabe z.B. von Serotonin-Wiederaufnahmehemmern kann vor allem dann indiziert sein, wenn Zwänge dem Patienten mehr und mehr zum Gefängnis geworden sind, zur Lähmung zentraler Lebensvollzüge geführt haben. Hier können gerade in der Anfangsphase der Therapie Psychopharmaka zur Symptomreduktion beitragen und so einen konfliktzentrierten Zugang erleichtern. Insbesondere bei ausgeprägten Störungen mit Zwangsgedanken und depressiver Komorbidität kann eine Kombination mit Psychopharmaka indiziert sein, ebenso bei Zwangsphänomenen auf der Basis struktureller Ich-Störungen.

So war bei dem in Kapitel 4 (S. 52) vorgestellten Tennistrainer, der in eine schwere Depression mit Suizidideen geraten war, die Gabe von Antidepressiva unabdingbar. Parallel dazu nun eine tiefenpsychologisch orientierte Therapie, wo es nach und nach galt, sowohl die Tunnelperspektive der Depression als auch die Tunnelperspektive des anankastischen Daseinsentwurfs zu erweitern. Hinsichtlich der Behandlung der depressiven Erkrankung darf ich hier auf frühere Publikationen verweisen (Lang 2000b, 2002). Wichtig nun, dass es nicht Ziel sein konnte, einen radikalen Perspektivenwandel anzustreben, das hätte den Patienten überfordert und ihn in noch stärkere depressive Selbstzweifel gestürzt. Es galt deshalb auf der einen Seite das »Positive« der bisherigen Tätigkeit, des bisherigen Weltverhältnisses zu betonen, hatte es doch den Patienten in die sehr prestigeträchtige Herren-Bundesliga geführt und einzelnen Schülern ermöglicht, ebenfalls in hohen Ligen zu spielen, andererseits aber auch den Wünschen der Freizeitspieler sich anzupassen. Verbunden mit vielen Klagen ob deren mangelnder Motivation gelang es doch allmählich eine Perspektivenerweiterung so weit zu erreichen, dass der Patient seine berufliche Tätigkeit wieder aufnehmen konnte und auch mehr Toleranz in der familiären Situation aufbrachte, so dass sich die Ehe wieder stabilisierte.

So war es gelungen, vom bisherigen »Entweder-Oder« eines »Alles-oder-Nichts«-Selbst- und -Weltbilds (Beck und Greenberg 1979) zu einer Relativierung, zu einem »Sowohl-als-auch« zu gelangen. Auf diese Perspektivenänderung wird noch ausführlich im nächsten Kapitel einzugehen sein. Der Lebensgang dieses Patienten war insofern besonders gefährdet, als es sowohl im Bereich der Beziehung, der »Liebe« (Freud), als auch im Bereich des Berufes zu massiven narzisstischen Wunden gekommen war.

Generell ist bei diesen Syndromen, wie aus unseren Überlegungen in Kapitel 5 und im vorherigen Abschnitt hervorging, zunächst auf die Behandlung dieser »schwereren« Störungen zu fokussieren, insbesondere wenn es sich um Psychosen handelt (Lang 2000b, 2003b). Erforderlich ist Psychotherapie in der Regel zur Stabilisierung eines medikamentös erreichten Therapieerfolgs, sofern zumeist nach Absetzen des Serotonin-Wiederaufnahmehemmers die Zwangssymptomatik wieder auftritt. Auf jeden Fall hat heute an Stelle des obsoleten »Entweder-Oder«, was die Kombination von Psychotherapie und Pharmakotherapie angeht, ein »Sowohl-als-auch« zu treten. Auf die Frage einer Kombination psychodynamischer Therapie mit Pharmakotherapie und Verhaltenstherapie sind wir bereits zu Beginn dieses Kapitels (S. 90 f.) eingegangen.

KAPITEL 8

Therapie der zwanghaften Persönlichkeitsstörung

Wenn jetzt die Therapie der anankastischen Persönlichkeitsstörung abzuhandeln ist, wird auf die bei der Psychotherapie der Zwangsstörung genannten entscheidenden Faktoren des therapeutischen Prozesses zurückzukommen sein, unterscheidet sich doch die psychoanalytisch orientierte Behandlung einer zwanghaften Persönlichkeitsstörung nicht grundlegend von der der Zwangsneurose. In beiden Fällen rückt die zugrunde liegende, dem Patienten weitgehend unbewusste Dynamik ins Zentrum. Sie entsprechend durchzuarbeiten und so aufzulösen, dass es der Symptomatik bzw. der pathologischen Zuspitzung der Charakterzüge und der damit verbundenen Symptome nicht mehr bedarf, ist zentrales therapeutisches Ziel. »Gib Worte deinem Schmerz: Gram, der nicht spricht, presst das beladene Herz, bis dass es bricht.« Dieses therapeutische Wirkprinzip hat schon Shakespeare 250 Jahre vor Freud formuliert, wenn er in »Macbeth« Malcolm zu Macduff, der ganz in Trauer und Depression erstarrt ist, diese Worte sagen lässt. Dieses Wirkprinzip gilt nicht minder für die Therapie eines Patienten mit zwanghafter Persönlichkeitsstörung.

Wie immer die therapeutische Situation beschaffen ist, der Patient muss versuchen, die aufgetauchten Gefühle von Wut, Ärger, Angst, Scham, Schuld, Abhängigkeit und Lust zu verbalisieren, zu akzeptieren und schließlich zu integrieren, statt sie weiter zu verdrängen und zu verneinen oder sie projektiv anderen zuzuschreiben. Es gilt im Detail auf die Konflikte, die sich auf Abhängigkeit, Sexualität und Aggression beziehen, einzugehen und sie entsprechend durchzuarbeiten – unter Respektierung der o. g. psychotherapeutischen Grundprinzipien durch den Therapeuten. Entsprechend formuliert Boothe (2011, S. 191) zentrale Bedingungen therapeutischer Kooperation: »die Entstehung, Vermittlung und Aufrechterhaltung von Vertrauen und Hoffnung, Mut und Zuversicht«. Sieht der Patient den Therapeuten gleichwohl weiter als »kritischen Richter«, ist immer wieder zu akzentuieren, dass der Patient sein eigenes rigides Überich auf den Therapeuten projiziert. Das bedeutet zugleich, dass bislang nicht eingestandene

Gefühle jetzt akzeptiert werden können und so die charakteristische Ambiguitätsintoleranz zurückgeht. Bezeichnend beispielsweise für einen 45-jährigen Juristen, dass er häufig die 50 Minuten Therapiezeit so pausenlos ausfüllte, dass dem Therapeuten quasi jede Interventionsmöglichkeit genommen war. In diesen Stunden ging es um sein Verhältnis zur Mutter, das er ganz idealisiert zeichnete – wehe, ich fragte hier nach oder versuchte gar dies zu hinterfragen, einer unwirschen Reaktion konnte ich sicher sein. Für einen Psychoanalytiker ist natürlich ein solches Verhalten wichtig im Hinblick auf eine mögliche unbewusste Dynamik des »gehemmten Rebellen«, die der Patient vielleicht auf diese Weise abwehrte. Direkt »nachbohren« zu wollen wäre ein Kunstfehler, würde die Abwehr nur verstärken. Der Psychoanalytiker oder Tiefenpsychologe kann hier vom Systemtherapeuten lernen, der z. B. paradox insofern intervenieren würde, dass er die enge liebevolle Beziehung noch mehr herausstreicht – in der Hoffnung, dass der Klient quasi dialektisch mit der Zeit auch der Kehrseite dessen inne wird. Bei dem Juristen tat sich diese durch einen Traum kund:

> »Ich nähere mich einem weiblichen Körper, der nackt mit gespreizten Beinen daliegt. Ich habe ein Kondom an, ein spitzes Ungetüm aus Glas, ein furchtbares Instrument. Ehe ich damit eindringe, wache ich auf.« Man muss geschützt, bewaffnet sein, so seine Assoziationen, wenn man sich in die Fänge der Vagina begibt. »In den Fängen eines anderen Menschen zerquetscht zu werden, das sind meine Ängste, keinen eigenen Raum für mich zu finden. Es ist die Nähe, die mir Angst macht, und dafür steht die Vagina.« Die Mutter erscheint in den folgenden Stunden mehr und mehr als rigide einengend, zugleich ödipal verführerisch und parentifizierend, als jemand, der den Patienten aller aggressiven Ausdrucksmöglichkeiten beschneidet.

Von einer frühen Bemerkung Freuds in den Briefen an Fließ, dass die Zwangsneurose auf zu früher Sexuallust, die Hysterie auf zu frühem Sexualschreck beruhe, gibt es, wie Kläui (1996) zusammenfasst, eine ganze Tradition von Überlegungen, die »die Zwangsneurose in Bezug setzen zur Vorstellung, der Zwangsneurotiker sei von seiner Mutter zu sehr geliebt worden und habe zu frühe Sexuallust und Befriedigung erfahren«. Kläui zitiert hier Denise Lachaud, die so weit geht, von einem mütterlichen »Verbot« zu sprechen: »Du sollst nichts begehren außerhalb des Begehrens deiner Mutter« (Lachaud 1994). Ein »Vater« ist wohl vorhanden, insofern findet und fand auch eine Triangulierung statt, aber das entsprechende Kind, hier der Sohn, ist libidinös überbesetzt.

Insofern wird verständlich, dass der Patient immer wieder bemerkte, er verspüre keine libidinösen Bedürfnisse, ist es doch letztlich ein Phantasma vor möglichem Inzest, das ihn zurückschrecken lässt, ihn »impotent« macht und auch nach der homosexuellen Seite ausweichen lässt. Entsprechende Haltungen des Klienten fanden sich dann auf die Ehefrau übertragen. Hatte er bislang Ehefrau wie Mutter als quasi sakrosankte »Madonnen« skizziert, zeigte er jetzt mehr und mehr eine emotionale Differenzierung, konnte sich eingestehen, dass da noch ganz andere Regungen, wie Angst vor Überwältigung, Verlust der Individualität, Wut ob dieser Unterdrückung in ihm waren. Je integrierter er jetzt mit diesen Gefühlen umgehen konnte, d.h. die eigene Ambivalenz gegenüber diesen wichtigen Bezugspersonen bei sich sehen und zu akzeptieren im Stande war, desto mehr lockerten sich bislang blockierte Handlungsvollzüge. Er konnte sich besser, was vorher ein großes Problem war, gegenüber Mutter und Ehefrau wie auch sonst durchsetzen.

Ein entscheidender Faktor in der Therapie von Anankasten besteht also ganz analog zur Therapie der Zwangsneurose darin, dass es gelingt, hoch tabuisierte Vorstellungen, seien sie aggressiver oder sexueller Art, zur Sprache zu bringen und dabei in der therapeutischen Situation die Erfahrung zu machen, dass man solche Phantasien äußern kann, ohne auf Ablehnung zu stoßen oder dass sich entsprechende Befürchtungen realisierten. Dies führt dazu, dass der Patient sich jetzt ohne Angst- und Schuldgefühle »draußen« besser durchsetzen kann. Aus der anfänglichen anankastischen »Gefügigkeit« kann so eine *Stabilisierung des Selbstbewusstseins* eintreten, kann es zur *Minderung von Unsicherheit* kommen.

Wie sowohl ödipal-libidinöse als auch, und dies insbesondere, narzisstische Züge und Bedingungen die Persönlichkeitsstörung bzw. Charakterneurose bestimmen, sei nun an einem zweiten Fallbeispiel erläutert. Kommen wir aber zunächst auf Gustav Mahler zurück. Mahler ist ein Beispiel dafür, dass es manchmal gelingen kann, in Form einer Kurztherapie die pathogene Situation, quasi den Schlüssel zu ändern, der die Persönlichkeitsartung pathogen aufgeschlossen hat, damit es schnell wieder zur Remission kommt. Wenn von Kurztherapien die Rede ist, wird für gewöhnlich unterschlagen, dass die meisten Psychoanalytiker Beratungen, Kriseninterventionen und Kurztherapien durchführen. Die sogenannte »große Psychoanalyse« mit drei bis vier Stunden pro Woche über mehrere Jahre hinweg wird prozentual nur einer sehr kleinen Patientengruppe angeboten. Ein legendäres Beispiel einer solchen Kurztherapie einer tiefen depressiven Verstimmung, verbunden mit Impotenz, sei jetzt skizziert.

Wir hatten oben gesehen, dass Gustav Mahler aufgrund seiner zunehmenden Unerbittlichkeit, seines »absoluten« Perfektionismus in Kunstfragen, der bis zu einer ausgeprägten Inflexibilität ging, so »aneckte«, dass er zur Aufgabe der von ihm so angestrebten geliebten Position des »Gottes der südlichen Zonen«, nämlich des Direktorats der Wiener Staatsoper, gezwungen war. Bereits sein Tagesablauf hatte, wie wir gesehen haben, die Regelmäßigkeit eines Uhrwerks. Zugleich stülpte er seiner 20 Jahre jüngeren Frau Alma ein Zwangsregime dergestalt über, dass sie schließlich psychosomatisch erkrankte und nun eine entsprechende Kur verordnet bekam – das Weitere haben wir berichtet. Kaum angekommen, lernte sie einen jungen Mann kennen und schnell kam es zum intimen Verhältnis: »An meiner Seite lag ein schöner, junger Mann. Und in dieser Nacht hatten sich zwei Seelen gefunden, und zwei Körper hatten sich vergessen.« Der schöne junge Mann: kein Latin Lover, sondern ein Preuße, der spätere Bauhaus-Begründer Walter Gropius. Als Mahler durch einen versehentlich an ihn adressierten heißen Liebesbrief von Gropius an Alma davon erfuhr, reagierte er nicht, wie man es vielleicht von einem Operndirigenten erwartet hätte, wie ein rasender Othello, sondern stürzte in eine tiefe Depression, mit massiver Unterwerfung, Selbstanklagen, Selbstverkleinerung, einer Schulddepression, die immer mehr Züge einer anaklitischen Depression in Form einer kindlichen Abhängigkeit und Unselbstständigkeit annahm. Die massiven Verlassenheitsängste wurden noch dadurch genährt, dass sich eine erektive Impotenz einstellte. Nach mehreren Anläufen, die er immer wieder selbst torpedierte, kam es schließlich zur Begegnung mit seinem Wiener Nachbarn Sigmund Freud – bezeichnenderweise nicht in Wien, sondern in Leiden, Holland, wo Freud gerade einen Teil seiner Sommerferien verbrachte. In einer vierstündigen Kurztherapie (darüber existiert übrigens auch ein Spielfilm), worin die Partnerwahl als Übertragungsgeschehen zentrales Thema war, gelang es Freud, der selbst Alma kannte, ihn dahingehend zu beruhigen, dass der Altersunterschied, der Mahler jetzt so große Angst einflößte, gerade das sei, was ihn für die junge Frau so attraktiv gemacht habe und weiterhin mache. Alma blieb bei ihm, die Depression schwand schnell, er sah sich wieder in der Lage, mit seiner Frau zu schlafen, vollendete die Achte, komponierte noch das »Lied von der Erde«, die Neunte und den Anfang der zehnten Symphonie.

Im Falle der Therapie Mahlers lag wohl eine milde positive und auch sicherlich idealisierende Übertragung vor. Bei einer Krisenintervention – der Zwangscharakter hatte sich pathologisch zugespitzt – oder bei einem Zwangssyndrom auf dem

Boden einer frühen Störung kann dies zweifellos genügen oder ist sogar unabdingbare Voraussetzung. Wir hatten dann aber bei der Besprechung der Zwangsneurose gesehen, dass zuweilen eine durchgreifende Besserung erst dann zu erzielen ist, wenn die hoch ambivalent strukturierte Gefühlswelt des Kranken explizit in die Therapeut-Patient-Beziehung selbst eingebracht wird. Es gelingt wohl, dass der Patient sich »draußen« ein Stück weit emanzipiert, Wut- und Ärgergefühle äußern und leben kann, ohne Angst davor zu haben, dass sich die betroffenen Personen ganz von ihm abwenden, oder gar aufgrund seiner magischen Weltsicht befürchten zu müssen, dass sie zerstört würden. Wie wir gesehen haben, ist dies eine entscheidende Voraussetzung dafür, dass sich eine positive emotionale Beziehung zum Therapeuten entwickelt, die Gefahr ist aber nun, dass der Patient, um dieses Verhältnis nicht zu gefährden, in der Beziehung zum Therapeuten das alte interpersonale Muster des gehemmten Rebellen konserviert – und damit eine durchgreifende Strukturänderung ausbleibt. Es muss sich deshalb ganz analog zur Behandlung der Zwangsneurose auch hier eine *negative*, d.h. *aggressive Übertragung* einstellen. Das bedeutet, dass eine solche Änderung nur eintreten kann, wenn die »Auseinandersetzung« auch in die Beziehung zum Therapeuten eingeht.

Abschließend kann die Behandlung eines 49-jährigen Fachhochschuldozenten dies veranschaulichen. Der Patient berichtet in den probatorischen Sitzungen, dass er in den letzten Monaten mehr und mehr in eine depressive Verstimmung geraten sei, er könne sich zu nichts mehr aufraffen, liege nur noch apathisch im Bett, sehe sich außerstande, noch etwas Geistiges zu arbeiten. Berufsmäßig falle diese seelische Erkrankung nicht so sehr auf, weil er wegen zweier Augenoperationen (Netzhautablösung) noch krankgeschrieben sei. Die depressive Verstimmung habe schon vor diesen Operationen eingesetzt, sich aber dadurch noch verstärkt, weil er jetzt ganz aus der Arbeit herausgerissen sei. Arbeit habe für ihn seit je einen großen Halt bedeutet. Er sei ein ausgesprochener »Workaholic«, habe eigentlich für Familie und Freundschaften nie Zeit gehabt. Freizeit sei auch sein Beruf, denn dieser sei sehr interessant, lehre er doch Germanistik und Philosophie. Dies allerdings an einer Fachhochschule, wo diese Disziplinen als Orchideenfächer gelten. Umso mehr hätte er sich zur perfekten Leistung verpflichtet gefühlt, um entsprechende Anerkennung zu finden. Dass er so abgerutscht sei, habe vielleicht auch mit einer »Lebensbilanz« zu tun. Immer habe er davon geträumt, Lebensprobleme in Ästhetik umzusetzen, etwas Großes zu schreiben oder wissenschaftlich etwas Wichtiges vorzulegen. Nicht nur, dass er dies nicht vermocht habe, sondern dass auch jetzt noch bei seinen entsprechenden Versuchen eine Verkrampfung der rechten Hand aufgetreten sei – das mache zusätzliche Angst, denn ein Dozent, der nicht schreiben könne, sei unmöglich. Er berichtet weiter, dass er, obwohl es eigentlich seinen strengen Moralvorstellungen widerspreche, voriges Jahr eine außereheliche Beziehung aufgenommen habe. Er habe sich von seiner Frau trennen wollen, die ihn schon immer bevormunde und vereinnahme. Er könne dies aber ebenso wenig wie das Verhältnis lösen, obwohl er sich auch da schon so okkupiert fühle, dass er keine Luft mehr bekomme. Er könne die ganze Situation nicht mehr kontrollieren, dabei sei er immer schon jemand gewesen, für den es sehr wichtig ist, dass das Leben überschaubar ist, dass er planen, vorprogrammieren kann, was geschehe. Er befinde sich in einem Chaos, wisse nicht mehr ein noch aus. »Ich bin so verzweifelt, dass ich fast nur noch an Selbstmord denke.«

Der Patient ist der einzige Sohn eines preußischen Beamten, vierjährig verlor er seine Mutter durch einen Schlaganfall. Den Vater, der als Freiwilliger in den Ersten Weltkrieg gezogen war und mit Auszeichnungen zurückkehrte, habe er schon immer sehr bewundert. Nach dem Abitur Studium der Philosophie und Germanistik. Bei der Abfassung der Doktorarbeit sei erstmals ein Schreibkrampf aufgetreten, der in einer tiefenpsychologisch orientierten Therapie schließlich beseitigt werden konnte. Nach Abschluss des Studiums Heirat einer acht Jahre älteren promovierten Akademikerin.

Es wird schnell klar, dass er offensichtlich, wohl mitbedingt durch den frühen Mutterverlust, eine »Mutterfigur« geheiratet hatte. Mehr und mehr von ihr abhängig geworden, suchte er nun in einem außerehelichen Verhältnis, diese Beziehung, das Begehren quasi des mütterlichen Anderen, zu neutralisieren. Vom Regen war er aber nun gewissermaßen in die Traufe gekommen, denn jetzt war er auf ein zweites Begehren gestoßen, fand sich in dieser Zwickmühle mehr und mehr »eingezwängt«.

In der nun einsetzenden analytischen Therapie kam es relativ schnell zu einem guten Arbeitsbündnis. Wichtig dabei war, dass der Leidensdruck den Gewinn, den der Patient aus seiner Krankheit bezog, überwog. Es stellte sich bald eine positive Übertragung ein, in der sich jetzt Gefühle, die aus früheren positiven Erfahrungen stammen, auf den Therapeuten »übertragen« finden. Neben dieser objektbezogenen stellt sich, gerade bei Anankasten häufig, eine narzisstisch-idealisierende Übertragung ein. So auch bei unserem Dozenten, wobei sich eine idealisierende Linie abzeichnete, die vom Vater, der als Heros aus dem Krieg zurückgekehrt war, über verehrte Professoren, den früheren

Therapeuten, der durch sein politisches Engagement auch in der 68er-Öffentlichkeit sehr bekannt war, bis zum jetzigen Therapeuten und dessen analytischem Übervater Lacan und nicht minder bekannten philosophischen Übervater Gadamer reichte. Er wusste, dass ich bei Gadamer promoviert hatte. So las er Arbeiten von mir und suchte in unserer Bibliothek »Schriften« und »Seminare« Lacans zu entleihen. Er meinte schon nach wenigen Sitzungen, ich wüsste genau, wie es um ihn stehe, hielte aber aus strategischen Gründen mit meinem Wissen noch hinter dem Berg.

In dieser Sicht des Therapeuten als »sujet supposé savoir« (Lacan 1978, S. 236), als Subjekt, dem Wissen unterstellt wird, wurde immer klarer, dass er in der Identifikation mit dem als wissend imaginierten Psychoanalytiker bzw. dessen Überväter und den entsprechend positiv gesehenen Übertragungsgestalten die eigenen Tendenzen zur Perfektion und Größe zu realisieren suchte und dadurch depressive Versagensgefühle zu beseitigen und den Schreibkrampf zu überwinden hoffte. Mit Kohut (1969) lässt sich hier formulieren: »In der ungestörten (idealisierenden) Übertragung fühlt sich der Patient stark, gut und tüchtig.« Neben dieser idealisierenden Übertragung spielte zweifellos auch die sog. »Spiegelübertragung« (Kohut 1971) in dieser Therapiephase eine entscheidende Rolle. Damit ist der Appell an den Therapeuten gemeint, er möge den Patienten doch so positiv spiegeln bzw. reflektieren, wie es einst die Eltern ihm gegenüber als Kind taten (oder im möglichen pathogenen Falle gerade auch nicht). Entsprechend sucht der Patient im Therapeuten hier weniger ein Liebesobjekt als vielmehr »eine Funktion«, die auf ihn einfühlend eingeht, ihm zuhört, ihn annimmt und bestätigt. Und entsprechend fühlt sich der Patient gestärkt, die Versagensängste und massiven Gefühle von Wertlosigkeit treten zurück.

Eine solche Gratifikation fiel dem Therapeuten umso leichter, als der Patient häufig in einer ungemein geschliffenen rhetorischen Brillanz, in aphoristischen Wendungen und originellen Sprüchen – was zweifellos faszinierte und »verführte« – die »Prosa seines Lebens« vor ihm ausbreitete; beispielsweise in der Wendung: »Ich fühle mich ziemlich unlustig dem erotischen Leben gegenüber«. Im Kontext dessen erwähnte er, dass seine Frau in seinem Verhalten Torschlusspanik sehe. »Noch einmal eine satte Runde drehen, ehe man sich zur Lebensabendjause niederlässt«, oder ein anderer Satz: »Vielleicht ist es wirklich schlimm, dass Sie ständig mit Abstraktionen gefüttert werden« – was natürlich bei Anankasten quasi therapeutischer Alltag ist. Oder: »Ich fühle

> mich mit Ihnen nicht neurotisch verheiratet« – als er bemerkt hatte, ihm sollten doch alle in die Tasche steigen, die Freundin, die Ehefrau, Kollegen und Kolleginnen, und ich mich schließlich einbezog, ging es doch um »alle«. Seine Antwort auf diese Übertragungsdeutung: »Höchstens wenn ich übertrage und Sie auch in die Phalanx der mir Feindlichen einreihe. Wenn ich dieses Wegfegen fertigbrächte, brauchte ich nicht hier zu sein.« Oder: »Ich bin so unendlich müde, meine Kräfte an etwas zu verpulvern« (Ehefrau und Freundin). »Die Liebe ist eine Straßenbahn, in zehn Minuten kommt die nächste.« »Ich hätte mir einen Herrn Lang gewünscht, der gesagt hätte, ich hätte mir vielleicht die falsche Frau ausgesucht.«
>
> Die depressive Verstimmung ging jetzt entscheidend zurück, es gelang dem Patienten, sich so zu autonomisieren, dass er eine eigene Wohnung bezog und schließlich wieder arbeiten konnte. Allein der Schreibkrampf, den man in das Spektrum der Zwangserkrankungen rechnen kann, war noch nicht entscheidend mitigiert.

Dabei ist wohl charakteristisch, dass Patienten mit zwanghafter Persönlichkeitsstörung häufig verbal ungemein brillieren können, dann aber auf massive psychologische Barrieren stoßen, sobald es gilt, diese »Rhetorik« schriftlich zu »fixieren«. Die Dynamik des Schreibkrampfs wurde immer klarer. Der hohe Anspruch, das »absolute« Streben nach Perfektion hindert daran, sich jetzt schriftlich festzulegen, bleibt dann doch immer ein schaler Geschmack, dass es noch bessere Formulierungen geben könnte. Wir waren auf diese Problematik bereits bei der Diskussion der Zwangsneurose gestoßen.

Was vielleicht noch in der »Nonchalance« der Jugend ging, scheint jetzt nicht mehr möglich zu sein. Es sei allerdings daran erinnert, dass der Patient bereits bei der Abfassung der Dissertation an einem Schreibkrampf litt. Ein psychiatrischer Kollege, dessen wissenschaftliche Arbeiten und Vorträge ihm Weltruf einbrachten, fand sich zuletzt unfähig, noch etwas Schriftliches zu liefern. Auch massiver Druck von Seiten der Herausgeber von Kongressbänden blieb frustran. Manchmal kann Druck hilfreich sein, so bei Darwin, der aufgrund seines Perfektionsideals die Publikation von »The Origin of the Species« immer wieder hinauszögerte, und erst unter der Gefahr, dass ein Kollege eine ähnliche Publikation herausbringen würde, schließlich das Manuskript dem Verlag überlassen konnte. Es sei auch daran erinnert, dass beispielsweise Flaubert manchmal für ein »richtiges« Wort in einem Roman 14 Tage brauchte.

Eingeleitet durch eine Intervention von außen, änderte sich der Übertragungsmodus. Der Patient berichtet in der zweiten Hälfte einer Stunde, von der Beihilfestelle ein Schreiben des Inhalts erhalten zu haben, dass jetzt geprüft werden müsse, ob noch die Notwendigkeit zur Fortsetzung der Behandlung bestehe. Deshalb sei ein amtsärztliches Gutachten einzuholen und er habe sich entsprechend beim Gesundheitsamt einzufinden. Voller Affekt setzt der Patient jetzt ein, dass das eine Unverschämtheit sei und in ihm einen »Kohlhaas-Effekt« auslöse. Bei Erhalt des Briefes habe sich eine tiefe Beunruhigung und Angst eingestellt, er habe sich ganz verlassen gefühlt. Dann habe er sich mit dem Gedanken beruhigt, dass er unter dem Schutz des Therapeuten stehe und es gewiss nur eines Federstriches von dessen Seite bedürfte, um die ganze Angelegenheit vom Tisch zu wischen. Als ich zunächst nichts sage, kommt voller Erregung und in einer aggressiven Weise, wie sie der Patient bislang nicht gezeigt hatte: »Sie mit Ihrer analytischen Abstinenz, und ich dachte, dass zwischen uns so etwas wie Zuneigung und Zusammenhalt bestünde, Sie für Ihre Patienten auch Verantwortung übernähmen. Und ich hatte mir eingebildet, mit Ihnen zusammen das Bollwerk Gesundheitsamt im Sturm nehmen zu können. Aber jetzt soll ich wohl für Sie die Kastanien alleine aus dem Feuer holen, weil Sie Scherereien fürchten. Von Ihnen hätte ich mir auch mehr Verve gewünscht. Ein Kämpfer sind Sie ja auch nicht. Von Ihnen kann man sich auch nur verlassen fühlen!« Ich sage daraufhin: »Auch?« Der Patient: »Auch, auch, das ist alles, was von Ihnen kommt. Mir reicht's. Gott sei Dank ist sowieso gleich Schluss.« Der Patient steht auf und geht. Die nächste Stunde beginnt er mit der Bemerkung, er werde im Verlauf der Sitzung auf das anstehende Problem zurückkommen, zunächst wolle er aber einen Traum erzählen. Er habe geträumt, dass der Vater und er in einem Auto führen. Der Vater habe am Steuer gesessen, aber in Wirklichkeit habe er, der Sohn, über bestimmte versteckte Knöpfe am Armaturenbrett das Auto gelenkt, denn der Vater sei ein miserabler Fahrer. Vor dem Einsteigen hätten sie noch ein Gespräch geführt, wer fahre. Er habe dann dem Vater den Vortritt gelassen, sei aber überrascht gewesen, dass der bei seinen schlechten Fahrkünsten überhaupt angenommen habe. Er habe noch eine abschüssige Straße in Erinnerung, die durch die winkeligen Gassen seiner Heimatstadt ging. Das sei nur gutgegangen, weil er, der Sohn, ständig über die Knöpfe das Steuern des Vater korrigiert habe.

An Assoziationen bringt der Patient, dass der Vater gar kein Auto besaß, denn wegen einer im Krieg erlittenen Granatsplitterverletzung im Knie sei er kriegsbeschädigt gewesen. Er berichtet dann weiter, dass in einer Schuluntersuchung durch das Gesundheitsamt dem Vater nahe gelegt worden war, ihn, den Sohn, seiner Kleinheit und einer gewissen Schwächlichkeit wegen, für ein Jahr zur Kinderlandverschickung nach Oberbayern zu schicken. Der Vater habe dem Amtsarzt zugestimmt, obwohl er, der Sohn, das auf keinen Fall wollte, er habe dann sehr unter Verlassenheitsängsten gelitten. Dass der Vater ihn so im Stich gelassen, sich so obrigkeitshörig gezeigt habe, habe er ihm nie verzeihen können.

Der Übertragungsmodus hatte sich jetzt radikal geändert. Die Therapeut-Patient-Beziehung findet sich, wie die Vater-Sohn-Beziehung, durch Gesundheitsamt und Amtsarzt gestört und gefährdet, Vater und Therapeut fürchten Scherereien mit der Obrigkeit, dem Gesundheitsamt, dem Amtsarzt. Vater und Therapeut sind keine Kämpfer und lassen deshalb im Stich. Der Traum vom schwachen Vater gibt zugleich darüber Auskunft, dass sich die Therapeut-Patient-Beziehung selbst geändert hat, dass der Therapeut offensichtlich nicht in der Lage ist, mit ihm durch die abschüssigen Gassen der Analyse, der Kindheit zu steuern, und hier hat der Analysand Recht, denn bislang war diese harmonisiert und idealisiert begegnet. Viele Erinnerungen kindlicher Verlassenheit, kindlicher Ängste und Ohnmacht, aber auch unterdrückter Wut, die sich dann in der Schule und im Studium fortsetzten, stellen sich jetzt ein, und dies in einer Weise, dass die rhetorische Brillanz verstummt, der »cognitive style« (Shapiro 1965) zurücktritt und die für Anankasten typische Vorprogrammierung des Stundeninhalts entfällt. Es kommt zur »erlebten« Einsicht, zur Verbalisierung im Emotionalen. Der Vater erscheint nun emotional karg, nicht minder die Stiefmutter, die dann kam. Der Patient weint häufig in diesen Stunden, kann so die Trauerarbeit über diese traumatisierenden Situationen des Verlassenseins nachholen.

Trauerarbeit schafft Distanz, eröffnet neue Möglichkeiten der Daseinsverwirklichung. Dieser Aspekt ist wichtig, weil auf diese Weise verhindert wird, dass der Patient die Schuld nur bei sich sucht – was gerade beim jetzt depressiv Erkrankten die schon vorhandenen Schuldgefühle verstärken würde. Zugleich muss mit ihm aber durchgearbeitet werden – im Blick auf eine sicherlich nur immer gradweise Änderung seiner anankastischen Struktur –, wie sein Verhalten selbst zu diesen persönlichen Katastrophen beigetragen hat – wie vor allem auch beim oben (S. 52) erwähnten Tennistrainer. Der Patient muss lernen, dass z.B. sein rigides Regime entscheidend zur Problematik der zwischenmenschlichen Beziehungen und Arbeitssituationen beigetragen hat – dann ist zu ventilieren, wie die aktuelle

Belastungssituation zu sanieren und der künftige Werdegang rückfallfrei gestaltet werden kann.

Das Sesam-öffne-dich der Wörter »Gesundheitsamt« und »Amtsarzt« und der damit verbundene Umschlag der positiv idealisierenden Übertragung auch in eine negative, enttäuschende hatte noch eine ganz andere Seite dieses Lebens aufscheinen lassen, die durch die bisherigen Idealisierungen kaschiert war. Das »auch« des Therapeuten hat zu dieser Brücke beigetragen.

Hätte der Therapeut sofort beflissen dem Anspruch, der »Demande« (Lacan 1966), des Patienten entsprochen, quasi das Gesundheitsamt »im Sturm zu nehmen«, wäre vielleicht, zumindest zu diesem Zeitpunkt, diese ganz andere Seite seines Lebens nicht Thema geworden. Je mehr diese *Entidealisierung,* verbunden mit weiterer Kritik am Therapeuten, fortschritt, desto mehr konnte der Patient die Erfahrung machen, dass man Aggressionen, Wut zu äußern vermag, ohne gleich die Beziehung zu gefährden, den anderen zu verlieren, bzw. dass bislang tabuisierte Vorstellungen, Triebregungen, Ängste und Schuldgefühle verbalisiert werden können, ohne dass das Befürchtete – denken wir an das magische Weltbild und die damit verbundene »Allmacht der Gedanken« – eintritt, der Therapeut nicht schockiert ist, der Patient nicht auf Ablehnung, sondern Verständnis stößt.

Unter dieser Angst hatte er immer gestanden, deshalb nie gewagt, sich entsprechend durchzusetzen und zu autonomisieren. So war die an sich altersgemäße ödipale und pubertäre Auseinandersetzung mit dem Vater unterblieben – allein schon aus Angst, neben der Mutter auch noch diese verbliebene Bezugsperson zu verlieren. Das bringt zugleich eine Überich-Entlastung, reduziert Schuldgefühle. Schließlich führt die *Entidealisierung* dahin, dass man selbst, wenn es keine vollkommenen Anderen gibt, auch auf Vollkommenheit verzichten kann. Der Patient muss die Hoffnung aufgeben, dass der Therapeut ein »mangelloser Anderer«, ein »absolut wissendes Subjekt« (Lacan 1978) ist, sondern selbst ein Anderer ist, dem Mangel inhärent ist. Die Arbeit des Patienten besteht hier darin, »sich an dieser Idealisierung abzuarbeiten (...). Er sieht sich in dem Moment mit einer Leere und mit einer Verantwortung für sich selbst konfrontiert« (Widmer 2004, S. 46 f.). Es zeigt sich mehr und mehr, dass die bislang gezeigte Idealisierung auch dazu gedient hatte, sich selbst zu entlasten, »die ganze Last des Lebens dem Anderen aufzubürden« (ebd.).

Diese Einsicht relativiert zugleich Ansprüche auf Perfektion und Größe, lässt vom pathogenen »Aut Caesar aut nihil« Abstand nehmen, lässt den Aufgaben, die diese Welt stellt, sei es beim Schreiben oder in der Auseinandersetzung mit dem Gesundheitsamt, gelassener, »unverkrampfter« begegnen. So konnte die Therapie fortgesetzt werden, innerhalb deren dann auch der Schreibkrampf verschwand, die berufliche Tätigkeit wie auch private Aktivitäten nicht mehr beeinträchtigt waren.

In einer abschließenden Übersicht sind zentrale Faktoren der Behandlung der anankastischen Persönlichkeitsstörung zusammengefasst, wobei die schon zuvor bei der Therapie der Zwangsneurose behandelten Faktoren mitzudenken sind. Die Nähe der anankastischen Persönlichkeitsstörung zur narzisstischen lässt sich hier auch gut mit sehen.

Zentrale Faktoren des psychoanalytischen Prozesses in der Therapie der anankastischen Persönlichkeitsstörung

Herstellung eines Arbeitsbündnisses (Leidensdruck, Gesundungswillen, wechselseitige Akzeptanz etc.)
Bildung einer positiven Übertragung → festigt therapeutische Beziehung Idealisierende Übertragung → festigt therapeutische Beziehung Spiegelübertragung → festigt therapeutische Beziehung Spiegelübertragung → vergrößert identifikatorisch das Selbst, mindert Versagensgefühle
Therapeutisch alltägliche »dosierte Ent-Täuschungen« ⇒ Beginn der Ent-idealisierung – tolerabel ⇔ frühere traumatisierende Versagungen (»optimal disillusionment«, Kohut)
Durcharbeiten der alten »narzisstischen Wunden« ⇒ Nachholen der Trauerarbeit
Affektisolierung und emotionales Vermeidungsverhalten des »gehemmten Rebellen« ⇒ »erlebte Einsicht«, Verbalisierung im Emotionalen ⇒ Reduktion der charakteristischen emotionalen Ambivalenz ⇒ Umsetzung im Beziehungsbereich
Abbau der kompensatorischen Größen- und Perfektionsvorstellungen ⇒ fortschreitende Entidealisierung ⇒ Reduktion des »Aut Caesar aut nihil« ⇒ »Du bist nicht so klein, dass Du so groß und perfekt sein musst« »Alles unter Kontrolle« zu haben ist nicht möglich
»Auseinander-Setzung« mit und Emanzipation vom Therapeuten ⇒ Symmetrisierung der Beziehung ⇒ Relativierung des »Entweder gut oder böse«-Selbst- und -Weltbildes ⇒ Integration bislang gespaltener Ebenen weitere Änderungen der anankastischen Persönlichkeitsstruktur und damit der pathogenen Disposition

Literatur

Ambühl, H. (2005). Entwicklung und Aufrechterhaltung der Zwangsstörung aus kognitiv-behavioraler Sicht. In: ders. (Hrsg.), *Psychotherapie der Zwangsstörungen,* 2. Aufl., Stuttgart: Thieme.

Ambühl, H. & Heiniger Haldimann, B. (2005). Schulenübergreifende Psychotherapie der Zwangsstörung am Beispiel eines Patienten mit Waschzwang. In: Ambühl, H. (Hrsg.), *Psychotherapie der Zwangsstörungen,* 2. Aufl., Stuttgart: Thieme.

Amitai, M. (1977). Die Zwangsneurose. Die Bedeutung der Objektdistanz für die Behandlung. *Psyche* 31, 385–397.

Arieti, S. (1977). Psychotherapy of severe depression. *Am J Psychiatry* 134, 864–868.

Avenarius, R. (1978). *Der Größenwahn.* Berlin/Heidelberg/New York: Springer.

Bader, K. & Hänny, C. M. (2005). Diagnostik, Epidemiologie, Komorbidität und Verlauf der Zwangsstörungen. In: Ambühl, H. (Hrsg.), *Psychotherapie der Zwangsstörungen,* 2. Aufl., Stuttgart: Thieme.

Baer, L. (1998). *Alles unter Kontrolle – Zwangsgedanken und Zwangshandlungen überwinden.* Bern: Huber.

Balint, M. (1968). *Therapeutische Aspekte der Regression. Die Theorie der Grundstörung.* Reinbek 1973: Rowohlt.

Beck, A. T. & Greenberg, R. L. (1979). Kognitive Therapie bei der Behandlung von Depressionen. In: Hoffmann, N. (Hrsg.), *Grundlagen kognitiver Therapie*, Bern/Stuttgart/Wien: Huber.

Benedetti, G. (1978). *Zur Psychodynamik der Zwangsneurose.* Darmstadt: Wissenschaftliche Buchgesellschaft.

Berze, J. & Gruhle, H. W. (1929). *Psychologie der Schizophrenie.* Berlin: Springer.

Binder, H. (1936). Zur Psychologie der Zwangsvorgänge. In: ders. (1979), *Ausgewählte Arbeiten* (Band 1). Bern/Stuttgart/Wien: Huber, S. 221–317.

Binswanger, L. (1945). Zur Frage der Häufigkeit der Schizophrenie im Kindesalter. *Acta paedopsychiat* 12, 33–50.

Bleuler, E. (1911). *Dementia praecox* oder Gruppe der Schizophrenien. *Handbuch der Psychiatrie.* Spezieller Teil, 4. Abt., 1. Hälfte. Leipzig/Wien: Deuticke.

Bleuler, E. (1943). *Lehrbuch der Psychiatrie* (hrsg. u. bearbeitet v. M. Bleuler). 14. Aufl., Berlin 1979: Springer.

Boothe, B. (2011). *Das Narrativ.* Stuttgart: Schattauer.

Bossert-Zaudig, S. & Buxhoeveden, J. v. (2013). Therapieempfehlung versus Realität – Anwendung und Kosten leitlinienbasierter Techniken von ambulanter Verhaltenstherapie bei Zwangsstörungen: Erfahrungen und Therapieprotokolle aus einer Routinepraxis. Ärztliche Psychotherapie 8, 30–38.

Bräutigam, W. (1981). Bedingungen neurotischer Entwicklung. In: Mester, H. & Tölle, R. (Hrsg.), *Neurosen*. Berlin/Heidelberg/New York: Springer.

Bräutigam, W., Christian, P. & v. Rad, M. (1973). *Psychosomatische Medizin*. Stuttgart: Thieme.

Brunnhuber, S. (2001). Zur Psychopathologie, Psychodynamik und Differentialdiagnose des »Frühen Anankasmus«. *Psyche* 12, 26–42.

Bürgy, M. (2000). Zur Frage des Zusammenhangs zwischen Zwangsstörung und Narzissmus. *Psychother Psychosom med Psychol* 50, 201–208.

Bürgy, M. (2005a). Zur Psychopathologie des Zwangs. *Zeitschrift für Klinische Psychologie, Psychiatrie und Psychotherapie* 53, 213–229.

Bürgy, M. (2005b). Psychopathology of obessive-compulsive disorder: Phenomenological approach. *Psychopathology* 38, 291–300.

Chessick, R. (2000). OCD, OCPD: Acronyms do not make a disease. In: ders., *Psychoanalytic Clinical Practice,* London/New York: Free Association Books.

Chlebowsky, S. & Gregory, R.L. (2009). Is a psychodynamic perspective relevant to the clinical management of obsessive-compulsive disorder? *Amer J Psychotherapy* 63, 245–256.

Cooper, S. (2000). Obsessional thinking: the defence against loss. *British Journal of Psychotherapy* 16, 412–423.

Csef, H. (1988). *Zur Psychosomatik des Zwangskranken*. Berlin/Heidelberg/New York: Springer.

Csef, H. (2005). Gruppentherapie bei Zwangsstörungen. In: Ambühl, H. (Hrsg.), *Psychotherapie der Zwangsstörungen*. 2. Aufl., Stuttgart: Thieme.

Diagnostic and Statistical Manual of Mental Disorders DSM-5 TM. Washington DC/London 2013: American Psychiatric Publishing.

Diagnostisches und Statistisches Manual Psychischer Störungen DSM-IV-TR. Göttingen 2003: Hogrefe.

Dörr, M. (2003). Untersuchungen zum Therapieerfolg der Psychoanalytischen und Tiefenpsychologischen Therapie von Zwangsstörungen. Medizinische Dissertation an der Universität Würzburg.

Doßmann, R. (2014). *Vortrag zur anankastischen Persönlichkeitsstörung* am 15.03.2014 am Institut für Psychoanalyse und Analytische Psychotherapie Würzburg.

Drewermann, E. (1992). *Psychoanalyse und Moraltheologie*. Mainz: Matthias-Grünewald-Verlag.

Dührssen, A. (1954). *Psychogene Erkrankungen bei Kindern und Jugendlichen*. Göttingen: Vandenhoeck & Ruprecht.

Dührssen, A. (1972). *Analytische Psychotherapie in Theorie, Praxis und Ergebnissen*. Göttingen: Vandenhoeck & Ruprecht.

Dümpelmann, M. & Böhlke, H. (2003). Zwang und Psychose – Verzerrte Autonomie – Klinische Aspekte gemischter Krankheitsbilder. *Psychotherapie im Dialog* 4, 282–287.

Ehrenberg, A. (2011). *Das Unbehagen in der Gesellschaft*. Berlin: Suhrkamp.

Erikson, E.H. (1950). *Kindheit und Gesellschaft*. 14. Aufl., Stuttgart 2005: Klett-Cotta.

Erikson, E.H. (1966). *Wachstum und Krisen der gesunden Persönlichkeit*. In: ders., *Identität und Lebenszyklus*. Frankfurt a.M. 1971: Suhrkamp.

Esman, A.H. (1989). Psychoanalysis and general psychiatry: obsessive-compulsive disorder as paradigm. *J Am Psychoanal Assoc* 37, 319–336.

Esquirol, E. (1839). *Des maladies mentales considérées sous les rapports medical, hygiénique et* médico-legal. Paris: Baillière.

Faller, H., Wagner, R. F, Vogel, H., Inselmann, I., Koepsell, K., Weiß, H. & Lang, H. (1997). Die Klientel einer psychotherapeutischen Poliklinik im Spiegel der Basisdokumentation. *Fortschr Neurol Psychiat* 65, 313–322.

Fenichel, O. (1931). *Hysterien und Zwangsneurosen.* Darmstadt 1974: Wissenschaftliche Buchgesellschaft.

Fink, B. (1997). *A Clinical Introduction to Lacanian Psychoanalysis – Theory and Technique.* Cambridge (Massachusetts)/London: Harvard University Press; dt.: *Eine klinische Einführung in die Lacansche Psychoanalyse – Theorie und Technik.* Wien 2005: Turia und Kant.

Fonagy, P. & Target, M. (2000). Mentalisation and the changing aims of child psychoanalysis. In: Klitzing, K. v., Tyson, P. & Bürgin, D. (Hrsg.), *Psychoanalysis in Childhood and Adolescence,* Basel: Karger, S. 129–139.

Freud, S. (1894). Die Abwehr-Neuropsychosen. *GW I*, S. 59–74. Frankfurt a. M. 1972: Fischer.

Freud, S. (1895). Obsessions et phobies – Leur mécanisme psychique et leur étiologie. *GW I*, S. 345–353, Frankfurt a. M. 1972: Fischer.

Freud, S. (1905). Drei Abhandlungen zur Sexualtheorie. *GW V*, S. 27–145, Frankfurt a. M. 1972: Fischer.

Freud, S. (1908). Charakter und Analerotik. *GW VII*, S. 201–209, Frankfurt a. M. 1966: Fischer.

Freud, S. (1909). Bemerkungen über einen Fall von Zwangsneurose. *GW VII*, S. 379–463, Frankfurt a. M. 1966: Fischer.

Freud, S. (1911). Psychoanalytische Bemerkungen über einen autobiographisch beschriebenen Fall von Paranoia (Dementia paranoides). *GW VIII*, S. 239–320, Frankfurt a. M. 1964: Fischer.

Freud, S. (1916). Trauer und Melancholie. *GW X*, S. 427–446, Frankfurt a. M. 1963: Fischer.

Freud, S. (1917). Vorlesungen zur Einführung in die Psychoanalyse. *GW XI.* Frankfurt a. M. 1973: Fischer.

Freud, S. (1918). Aus der Geschichte einer infantilen Neurose. *GW XII*, S. 27–157, Frankfurt a. M. 1972: Fischer.

Freud, S. (1919). Wege der psychoanalytischen Therapie. *GW XII*, S. 181–194, Frankfurt a. M. 1972: Fischer.

Freud, S. (1920). Über die Psychogenese eines Falles von weiblicher Homosexualität. *GW XII*, S. 269–302, Frankfurt a. M. 1972: Fischer.

Freud, S. (1923). Das Ich und das Es. *GW XIII*, S. 235–289, Frankfurt a. M. 1972: Fischer.

Freud, S. (1926). Hemmung, Symptom und Angst. *GW XIV*, S. 112–205, Frankfurt a. M. 1963: Fischer.

Friedmann, M. (1920). Über die Natur der Zwangsvorstellungen und ihrer Beziehung zum Willensproblem. Wiesbaden: Bergmann.

Fuchs, T. (2011). Depression, Leiblichkeit, Zwischenleiblichkeit. In: Faller, H. & Lang, H. (Hrsg.), *Depression – Klinik, Ursachen, Therapie.* Würzburg: Königshausen & Naumann.

Gabbard, G. O. (2005). *Psychodynamic Psychiatry in Clinical Practice.* 4. Aufl., Washington, DC/London: American Psychiatric Press.

Gebsattel, V. E. v. (1954). *Prolegomena einer medizinischen Anthropologie.* Berlin/Göttingen/Heidelberg: Springer.

Gebsattel, V. E. v. (1968). Die anankastische Fehlhaltung. In: ders., *Imago Hominis*. Salzburg: Müller, S. 173–199.
Gehlen, A. (1940). *Der Mensch. Seine Natur und seine Stellung in der Welt*. 8. Aufl., Frankfurt a. M.: Athenäum.
Giroud, F. (2000). *Alma Mahler*. München: Deutscher Taschenbuchverlag.
Gittleson, N. L. (1966). The relationship between obsessions and suicidal attempts in depressive psychosis. *Brit J Psychiat* 112, 889–890.
Göllerich, A. & Auer, M. (1928–1936). *Anton Bruckner – ein Lebens- und Schaffensbild*. Regensburg: Gustav Bosse.
Grawe, K. (2004). *Neuropsychotherapie*. Göttingen: Hogrefe.
Häfner, H. (1963). Prozess und Entwicklung als Grundbegriffe der Psychopathologie. *Fortschr Neurol Psychiatr* 31, 393–438.
Hauke, W. (2013). Aktuelle Entwicklungen in der stationären Therapie von Zwangsstörungen. Ärztliche Psychotherapie 8, 19–24.
Hegel, G. W. f. (1952). *Phänomenologie des Geistes* (hrsg. v. J. Hoffmeister). Hamburg: Meiner.
Hegel, G. W. f. (1970). *Vorlesungen über die Ästhetik II*. Frankfurt a. M.: Suhrkamp.
Heigl, F. (1972). *Indikation und Prognose in Psychoanalyse und Psychotherapie*. Göttingen: Vandenhoeck & Ruprecht.
Heigl-Evers, A. & Heigl, F. (1984). Was ist tiefenpsychologisch fundierte Psychotherapie? *Prax Psychother Psychosom* 29, 234–244.
Heilbronner, K. (1912). Zwangsvorstellung und Psychose. *Z Gesamte Neurol Psychiatr* 9, 301–347.
Heinemann, E. & Hopf, H. (2012). *Psychische Störungen in Kindheit und Jugend*. 4. Aufl., Stuttgart: Kohlhammer.
Herder, J. G. (1772). Über den Ursprung der Sprache. Berlin 1959: Akademie-Verlag.
Hoffmann, S. O. (1986). Psychoneurosen und Charakterneurosen. In: Kisker, K. P., Lauter, H., Meyer, J. E., Müller, C. & Strömgren, E. (Hrsg.), *Psychiatrie der Gegenwart*. Bd. I: Neurosen, Psychosomatische Erkrankungen, Psychotherapie. Berlin/Heidelberg/New York: Springer.
Hoffmann, S. O. & Hochapfel, G. (2004). *Neurotische Störungen und Psychosomatische Medizin*. 7. Aufl., Stuttgart: Schattauer.
Hofmann, B. & Hoffmann, N. (2005). Kognitive Therapie bei Zwangsstörungen. In: Ambühl, H. (Hrsg.), *Psychotherapie der Zwangsstörungen*. 2. Aufl., Stuttgart: Thieme.
Hollander, E. (Hrsg.) (1993). *Obsessive-Compulsive Relates Disorders*. Washington, DC/London: American Psychiatric Press.
Holm-Hadulla, R. (1997). *Die psychotherapeutische Kunst. Hermeneutik als Basis therapeutischen Handelns*. Göttingen: Vandenhoeck & Ruprecht.
Hopf, H. (2005). *Traum, Aggression und heilende Beziehung – Beiträge zur psychoanalytischen Therapie von Kindern und Jugendlichen*. Frankfurt a. M.: Edition Déjà-vu.
Israel, L. (1984). *Initiation à la psychiatrie*. Paris: Masson.
Jahrreiss, W. (1926). Über Zwangsvorstellungen im Verlauf der Schizophrenie. *Arch Psychiatr Nervenkr* 77, 740–788.
Janzarik, W. (1965a). Die produktive Psychose im Spannungsfeld pathogener Situationen. *Nervenarzt* 36, 238–244.
Janzarik, W. (1965b). Psychologie und Psychopathologie der Zukunftsbezogenheit. *Arch Psychol* 117, 33–53.

Janzarik, W. (1967). Der Wahn in strukturdynamischer Sicht. *Studium generale* 20, 628–638.

Janzarik, W. (1980). Strukturdynamik. In: Peters, U.H. (Hrsg.), *Kindlers Enzyklopädie: Die Psychologie des 20. Jahrhunderts,* Bd. X, Zürich: Kindler, S. 109–124.

Jaspers, K. (1965). *Allgemeine Psychopathologie.* 8. Aufl., Berlin/Heidelberg/New York: Springer.

Jenike, M.A. (1989). Obsessive-compulsive and related disorders. A hidden epidemic. *N Engl J Med* 321, 539–541.

Jones, E. (1962). *Das Leben und Werk von Sigmund Freud.* 3 Bde., Bern: Huber.

Joraschky, P. (1996). Analytische Psychotherapie bei Zwangskranken. In: Nissen, G. (Hrsg.), *Zwangserkrankungen*, Bern: Huber.

Jorswieck, E. & Wunderlich, G. (1997). *Therapie der Neurosen.* Stuttgart/Berlin/Köln: Kohlhammer.

Kandel, E.R. (2006). *Psychiatrie, Psychoanalyse und die neue Biologie des Geistes.* Frankfurt a.M.: Suhrkamp.

Kapfhammer, H.P. (1996). Anankastische Syndrome in der Psychiatrie und ihre Therapie. In: Nissen, G. (Hrsg.), *Zwangserkrankungen*, Bern: Huber.

Kartmann, N. (2008). *Stationäre verhaltenstherapeutisch-psychodynamische Kombinationsbehandlungen bei Patienten mit Zwangsstörung.* Bonn: Unveröffentlichte Diplomarbeit.

Kierkegaard, S. (1997). *Die Krankheit zum Tode.* Stuttgart: Reclam.

Kläui, C. (1996). Aber – Gedanken zur Zwangsneurose. *Riss – Zeitschrift für Psychoanalyse* 11, 7–23.

Klitzing, K. v. (2003). Wiederholung und Ritualisierung – Entwicklungsphänomene in der Kindertherapie. *Psychotherapie im Dialog* 4, 276–281.

Klosterkötter, J. & Peters, U.H. (1985). Das Diogenes-Syndrom. *Fortschritte der Neurologie und Psychiatrie* 53, 427–434.

Kohut, H. (1969). Die psychoanalytische Behandlung narzisstischer Persönlichkeitsstörungen. *Psyche* 23, 321–339.

Kohut, H. (1971). *Narzissmus.* Frankfurt a.M.: Suhrkamp.

Kraepelin, E. (1904). *Psychiatrie.* 7. Aufl., Leipzig: Barth.

Krafft-Ebing, R. v. (1967). *Beiträge zur Erkennung und richtigen forensischen Beurteilung krankhafter Gemütszustände für Ärzte, Richter und Verteidiger.* Erlangen: Enke.

Köhn, M. (1998). *Horten, Waschen, Perlen zählen – über die Zwangserkankung.* Radioessay S2-Kultur am 04.02.1998.

Kraus, A. (1977). *Sozialverhalten und Psychose Manisch-Depressiver.* Stuttgart: Enke.

Kringlen, E. (1965). Obsessional neurotics. *Br J Psychiatry* 111, 709–721.

Kutter, P. (1976). Der Zwang in Neurose und Gesellschaft. In: *Kindler-Enzyklopädie. Die Psychologie des 20. Jahrhunderts,* Band II, Zürich: Kindler, S. 652–675.

Lacan, J. (1966). Écrits. Paris: Editions du Seuil (dt.: *Schriften I* 1973, *Schriften II* 1975, *Schriften III* 1980. Olten: Walter).

Lacan, J. (1978). *Die vier Grundbegriffe der Psychoanalyse.* Olten: Walter.

Lacan, J. (2004). *Le Séminaire livre X. L'angoisse.* Paris: Editions du Seuil (dt.: *Die Angst* – das Seminar, Buch X 2010/11. Wien: Turia und Kant).

Lachaud, D. (1994). L'enfer du devoir. La névrose obsessionnelle et sa clinique. *Esquisses psychanalytiques* 4, 39.

Lang, H. (1973). *Die Sprache und das Unbewußte.* 4. Aufl., Frankfurt a.M. 1998: Suhrkamp.

Lang, H. (1981). Zur Frage des Zusammenhangs zwischen Zwang und Schizophrenie. *Nervenarzt* 52, 643–648.

Lang, H. (1985). Zwang in Neurose, Psychose und psychosomatischer Erkrankung. *Z Klin Psychol Psychopath Psychother* 33, 65–76; auch in Lang, H. (2000 a), *Strukturale Psychoanalyse*. Frankfurt a. M.: Suhrkamp.

Lang, H. (1986 a). Zur Struktur und Therapie der Zwangsneurose. Der Zwangsneurotiker als »gehemmter Rebell«. *Psyche* 40, 953–970; auch in Lang, H. (2000 b), *Das Gespräch als Therapie*. Frankfurt a. M.: Suhrkamp.

Lang, H. (1986 b). Double-bind. In: Müller, C. (Hrsg.), *Lexikon der Psychiatrie*. 2. Aufl., Berlin/Heidelberg/New York: Springer.

Lang, H. (1995). Hermeneutics and psychoanalytically orientied psychotherapy. *American Journal of Psychotherapy* 49, 215–224.

Lang, H. (1997). Obsessive-compulsive disorders in neurosis and psychosis. *Journal of the American Academy of Psychoanalysis* 25, 143–150.

Lang, H. (2000 a). *Strukturale Psychoanalyse. Gesammelte Aufsätze*, Bd. 1. Frankfurt a. M.: Suhrkamp.

Lang, H. (2000 b). *Das Gespräch als Therapie. Gesammelte Aufsätze*, Bd. 2. Frankfurt a. M.: Suhrkamp.

Lang, H. (2000c). Zwang. In: Senf, W. & Broda, N. (Hrsg.), *Praxis der Psychotherapie*, 2. Aufl., Stuttgart/New York: Thieme, S. 356–362.

Lang, H. (2002). Psychotherapie und Pharmakotherapie der Depression. In: Fuchs, T. & Mundt, C. (Hrsg.), *Affekt und affektive Störungen*, Paderborn: Schöningh, S. 243–256.

Lang, H. (2003 a). Zwang. *Psychotherapie im Dialog* 4, 250–258.

Lang, H. (Hrsg.) (2003 b). *Wirkfaktoren der Psychotherapie*. 3. Aufl., Würzburg: Königshausen & Neumann.

Lang, H. (2003 c). Fort – Da. »Ich kann nicht mit ihr leben, und ich kann ohne sie nicht leben« (Franz Kafka). Zum claustro-agoraphobischen Dilemma aus struktural-analytischer Sicht. In: Eith, T. & Wellendorf, F. (Hrsg.), *Fort – Da. Trennen und Verbinden im psychoanalytischen Prozess*. Heidelberg: Asanger.

Lang, H. (2004). Die Sprache, das Unbewusste und die Heilwirkung des Gesprächs. In: ders. (Hrsg.), *Was ist Psychotherapie und wodurch wirkt sie?* Würzburg: Königshausen & Neumann.

Lang, H. (2005). Ätiologie und Aufrechterhaltung der Zwangsstörungen aus psychodynamischer Sicht. In: Ambühl, H. (Hrsg.), *Psychotherapie der Zwangsstörungen*, 2. Aufl., Stuttgart/New York: Thieme.

Lang, H. (2006). Psychoanalytische Therapie von Zwangsstörungen. In: Möller, H. J. (Hrsg.), *Therapie psychischer Erkrankungen*, 3. Aufl., Stuttgart/New York: Thieme.

Lang, H. (2009). Einführung und sexuelle Funktionsstörungen. In: ders. (Hrsg.), *Gestörte Sexualität*, Würzburg: Königshausen & Neumann.

Lang, H. (2011 a). *Die strukturale Triade und die Entstehung früher Störungen*. Stuttgart: Klett-Cotta.

Lang, H. (2011 b). Zwang und Melancholie. In: Faller, H. & Lang, H. (Hrsg.), *Depression – Klinik, Ursachen, Therapie*. Würzburg: Königshausen & Neumann.

Lang, H. (2014). »Dein ist mein ganzes Herz!« – Zur Beziehungstragik in den sogenannten »frühen Störungen«. In: Fuchs, T. (Hrsg.), *Das leidende Subjekt – Phänomenologie als Wissenschaft der Psyche*. Freiburg: Alber.

Lang, H. & Weiß, H. (1999). Zwangsneurose (Zwangsstörung). In: Studt, H. H. & Petzold, S. R. (Hrsg.), *Psychotherapeutische Medizin*. Berlin: De Gruyter.

Lang, H. & Koepsell, K. (2004). Zwangsstörungen. In: Hiller, W., Leibing, E., Leichsenring, F. & Sulz, S. (Hrsg.), *Lehrbuch der Psychotherapie*, Band 2, München: CIP-Medien.

Langer, J. (1928). Die endogenen und reaktiven Gemütserkrankungen und die manisch-depressive Konstitution. In: Bumke, O. (Hrsg.), *Handbuch der Geisteskrankheiten*, Bd. VI, Berlin: Springer, S. 1–231.

Lauter, H. (1962). Die anankastische Depression. *Arch Psychiatr Nervenkr* 203, 433–451.

Legewie, B. (1923). Ein Beitrag zur Frage der Zwangsneurose und Psychose. *Z Gesamte Neurol Psychiatr* 86, 1–10.

Leps, F. (2001). *Zange am Hirn – Geschichte einer Zwangserkrankung*. Bonn: Psychiatrie-Verlag.

Lévi-Strauss, C. (1958). *Anthropologie structurale*. Paris: Plon (dt.: *Strukturale Anthropologie*. Frankfurt a. M. 1967: Suhrkamp).

Loewenfeld, I. (1904). *Die psychischen Zwangserscheinungen*. Wiesbaden: Bergmann.

Mahler, M. S., Pine, F. & Bergmann, A. (1980). Die psychische Geburt des Menschen – Symbiose und Individuation. 19. Aufl. 2008, Frankfurt a. M.: Fischer.

Mayer-Gross, W. (1977). Die Schizophrenie. Die Klinik. In: Bumke, O. (Hrsg.), *Handbuch der Geisteskrankheiten*, Bd. IX, 2. Aufl., Berlin/Heidelberg/New York: Springer.

Mentzos, S. (2000). Angst, Zwang und Wahn als Modi der Konfliktverarbeitung. In: Faller, H. & Weiß, H. (Hrsg.), *Angst, Zwang und Wahn. Festschrift für Hermann Lang*. Würzburg: Königshausen und Neumann.

Mentzos, S. (2011). *Lehrbuch der Psychodynamik*. 5. Aufl., Göttingen: Vandenhoeck & Ruprecht.

Montgomery, S. A., Finberg, N. & Montgomery, D. (1992). Phenomenology and differential diagnostic states of obsessive-compulsive disorder. In: Hunt, E., Godman, B. K. & Evers, U. (Hrsg.), *Zwangsstörungen. Neue Forschungsergebnisse*. duphar med kommunikation, Band V. Berlin/Heidelberg/New York: Springer.

Morel, B. A. (1866). Du délir émotif, névrose du système ganglionnaire viscéral. *Arch General Med* 385, 500, 700.

Mowrer, O. H. (1947). On the dual nature of learning: A reinterpretation of ›conditioning‹ and ›problem-solving‹. *Harvard Educational Review* 1947, 102–148.

Müller, C. (1953). Der Übergang von Zwangsneurose in Schizophrenie im Lichte der Katamnese. *Arch Neurol Psychiatry* 72, 218–225.

Müller-Pozzi, H. (2007). *Eine Triebtheorie für unsere Zeit. Sexualität und Konflikt in der Psychoanalyse*. Bern: Huber.

Nietzsche, F. (1966). Die fröhliche Wissenschaft (FW), Jenseits von Gut und Böse (JGB) und Zur Genealogie der Moral (GM) In: ders., *Werke in drei Bänden*, hrsg. v. K. Schlechta, Band II, München: Hanser.

Nock, L. (2008). *Das Krankheitsbild der Zwangsstörung aus Sicht der Klinischen Sozialarbeit*. Berlin: Logos.

Orlinsky, D. E., Grawe, K. & Parks, P. (1994). Process and outcome in psychotherapy. In: Garfield, S. L. & Bergin, A. E. (Hrsg.), *Handbook of Psychotherapy and Behavior Change*, New York: Wiley, S. 270–376.

Pagel, G. (1989). *Lacan zur Einführung*. Hamburg: Edition SOAK im Junius-Verlag.

Pilcz, A. (1922). *Zwangsvorstellungen und Psychose*. Jahrbücher f Psychiat u Neurol 41, 123–146.

Quint, H. (1971). Über die Zwangsneurose. 2. Aufl. 1976, Göttingen: Vandenhoeck & Ruprecht.
Quint, H. (1984). Der Zwang im Dienste der Selbsterhaltung. *Psyche* 38, 717–737.
Quint, H. (1988). *Die Zwangsneurose aus psychoanalytischer Sicht.* Berlin/Heidelberg/New York: Springer.
Quint, H. & Rath, H. (1987). Die Behandlung von Zwangskranken in der homogenen Gruppe. *Prax Psychother Psychosom* 23, 184–191.
Rapoport, J. L. (1989). *Der Junge, der sich immer waschen musste – Wenn Zwänge den Tag beherrschen.* München: Goldmann.
Rasmussen, S. A. & Eisen, J. I. (1997). Epidemiologie und Differenzialdiagnose von Zwangsstörungen. In: Hohagen, F. & Ebert, D. (Hrsg.), Neue Perspektiven in Grundlagenforschung und Behandlung der Zwangsstörungen. *Solvay Arzneimittel ZNS-Service,* 9–26.
Rath, H., Janssen, P. & Tetzlaff, M. (1998). Die Zwangsstörung – Eine Herausforderung für die psychoanalytische Therapie. *Psychotherapie* 3, 234–243.
Reed, G. F. (1985). *Obsessional Experience and Compulsive Behavior: A Cognitive-Structural Approach.* New York: Academic Press.
Rehberger, R. (2009). *Messies – Sucht und Zwang.* 4. Aufl. 2013, Stuttgart: Klett-Cotta.
Rehberger, R. (2013). *Selbsthilfe für Messies.* 2. Aufl., Stuttgart: Klett-Cotta.
Reimer, C. & Rüger, U. (2000). *Psychodynamische Psychotherapien – Lehrbuch der tiefenpsychologisch orientierten Psychotherapien.* Berlin/Heidelberg/New York: Springer.
Reinecker, H. (2005). Zwangserkrankungen im verhaltenstherapeutischen Kontext. In: Senf, W. & Broda, M. (Hrsg.), *Praxis der Psychotherapie,* 3. Aufl., Stuttgart/New York: Thieme, S. 412–426.
Rosen, I. (1957). The clinical significance of obsessions in schizophrenia. *Br J Psychiatry* 103, 773–785.
Salkovskis, P. M. (1998). Psychological approaches to the understanding of obsessional problems. In: Swinson, R. P., Antony, M. M., Rachman, S. & Richter, M. A. (Hrsg.), *Obsessive-Compulsive Disorder: Theory, Research and Treatment,* New York: Guilford, S. 33–50.
Salzman, L. (1995). *Treatment of Obsessive and Compulsive Behaviors.* Northvale (New Jersey): Jason Aronson.
Schneider, C. (1930). *Die Psychologie der Schizophrenie.* Leipzig: Thieme.
Schneider, K. (1925). Zwangszustände und Schizophrenie. *Arch Psychiatr Nervenkr* 74, 93–107.
Schneider, K. (1967). *Klinische Psychopathologie.* Stuttgart: Thieme.
Schwartz, J. M. (2000). *Zwangshandlungen.* Frankfurt a. M.: Fischer.
Schwarz, F. (1979). Ergebnisse nach stationärer Gruppentherapie neurotisch depressiver und zwangsneurotischer Patienten. *Nervenarzt* 50, 379–386.
Schweitzer, J. & Schlippe, A. (2006). *Lehrbuch der systemischen Therapie und Beratung.* Göttingen: Vandenhoeck & Ruprecht.
Schwidder, W. (1954/55). Symptombild, Grundstruktur und Therapie der Zwangsneurose. *Psyche* 8, 126–142.
Shapiro, B. (1965). *Neurotic Styles.* New York: Basic Books.
Shedler, J. (2010). The efficacy of psychodynamic psychotherapy. *American Psychologist* 65, 98–109.

Soler, C. (1992). Hysteria and obsession. In: Feldstein, R., Fink, B. & Jaanus, M. (Hrsg.), *Reading Seminars I & II: Lacan's Return to Freud*, Albany: State University of New York Press, S. 248–282.

Steiner, J. (1993). *Psychic Retreats. Pathological Organizations in Psychotic, Neurotic and Borderline Patients.* London: Routledge; dt. *Orte des seelischen Rückzugs*, 4. Aufl., Stuttgart 2013: Klett-Cotta.

Steins, G. (2003). *Das Messie-Phänomen.* Lengerich: Pabst.

Stern, D.N. & Process Study Group (2002). Nicht-deutende Mechanismen in der psychoanalytischen Therapie. Das »Etwas-Mehr« als Deutung. *Psyche* 56, 974–1006.

Stierlin, H. (1984). *Zur Entwicklung bezogener Individuation.* Vortrag, gehalten am 24.01.1984 an der Psychosomatischen Universitätsklinik Heidelberg.

Stierlin, H. & Lang, H. (1978). Überlegungen zur Entstehung schizophrener Störungen. *Nervenarzt* 49, 50–57.

Stöcker, W. (1914). Über Genese und klinische Stellung der Zwangsvorstellungen. *Z gesamte Neurol Psychiatr* 23, 121–289.

Stolze, H. (1976). Ödipale Situation – ödipaler Konflikt – Ödipus-Komplex. In: Eicke, T. (Hrsg.), *Freud und die Folgen (1). Die Psychologie des 20. Jahrhunderts.* Zürich: Kindler.

Straus, E. (1928). Das Zeiterlebnis in der endogenen Depression und in der psychopathischen Verstimmung. *Mschr. Psychiatr.* 68, 640–648.

Straus, E. (1938). Ein Beitrag zur Pathologie der Zwangserscheinungen. In: ders., *Psychologie der menschlichen Welt. Gesammelte Schriften.* Berlin/Göttingen/Heidelberg 1960: Springer.

Streeck-Fischer, A. (1998). Zwangsstörungen im Kindes- und Jugendalter – neuere psychoanalytische Sichtweisen und Behandlungsansätze. *Prax Kinderpsychol Kinderpsychiatr* 47, 81–95.

Streichel, M. (2007). *Ich bin schuld und das ist auch gut so. Mein Weg der Heilung.* Lengerich: Pabst.

Süllwold, L. (1977). *Symptome schizophrener Erkrankungen.* Berlin/Heidelberg/New York: Springer.

Tellenbach, H. (1961). *Melancholie.* 4. Aufl., Berlin/Heidelberg/New York 1983: Springer.

Tellenbach, H. (1963). Über die Behandlung phobischer und anankastischer Zustände mit Imipramin. *Nervenarzt* 34, 133.

Tellenbach, H. (1966). Gezielte Behandlung von Schädigungsangst (Blaptophobie) mit Imipramin. *Deutsche Med. Wochenschr.* 91, 181.

Thomä, H. & Kächele, H. (1988). *Lehrbuch der psychoanalytischen Therapie. Band II: Praxis.* Berlin/Heidelberg/New York: Springer.

Thomä, H., Aschoff, J., Faber, F.R., Lang, H. & Streeck, U. (2005). Neurochirurgie bei Zwangs- und Angstneurosen? *Psychotherapie im Dialog* 6, 117–119.

Tominschek, I. & Schiepek, G. (2007). *Zwangsstörungen.* Göttingen u.a.: Hogrefe.

Tominschek, I., Mehl, C. & Vant, E. (2013). Angehörigenarbeit, Familientherapie und Achtsamkeit in der verhaltenstherapeutischen Behandlung von Zwangsstörungen. Ärztliche Psychotherapie 8, 25–29.

Ullmar, G. & Scheipers, K. (1992). Ein ungewöhnliches Syndrom neurotischer Teilverwahrlosung. *ZKPBP* 40, 165–173.

Verhaeghe, P. (2008). *On Being Normal and Other Disorders – a Manual for Clinical Psychodiagnostics.* London: Karnac.

Vogt, R. & Schneider, M. (1985). Empirische Untersuchungen der sogenannten »pensée opératoire« bei psychosomatischen und zwangsneurotischen Patienten. *Mat Psychoanal* 11, 148–164.
Walter, B. (1988). *Thema und Variationen. Erinnerungen und Gedanken.* Frankfurt a.M.: Fischer.
Weiß, H. (1985). Der Tod im Begehren des Zwangskranken. Fragmente aus einer Analyse. *Texte zur Theorie und Praxis der Psychoanalyse* 5, 436–454.
Weiß, H. (1988). *Der Andere in der Übertragung.* Stuttgart-Bad Cannstatt: Frommann-Holzboog.
Weiß, H. (1989). Der unterbrochene Dialog. Leibbezogene Ängste bei M. Crohn-Patienten. Eine Fallgeschichte. *Fundamenta Psychiatrica* 3, 19–25.
Weiß, H. (2009). *Das Labyrinth der Borderline-Kommunikation.* Stuttgart: Klett-Cotta.
Weitbrecht, H.J. (1968). *Psychiatrie im Grundriss.* 2. Aufl., Berlin/Heidelberg/New York: Springer.
Weizsäcker, V. v. (1950). *Diesseits und Jenseits der Medizin.* 2. Aufl., Stuttgart: Koehler.
Westphal, C.f. (1877). Über Zwangsvorstellungen. *Berl Klin Wochenschr* 46.
Widmer, P. (2004). ANGST – Erläuterungen zu Lacans Seminar X. Bielefeld: transcript Verlag.
Winnicott, D. (1974). *Reifungsprozesse und fördernde Umwelt.* München: Kindler.
Wyss, D. (1973). *Beziehung und Gestalt.* Göttingen: Vandenhoeck & Ruprecht.
Wyss, D. (1976). *Mitteilung und Antwort.* Göttingen: Vandenhoeck & Ruprecht.
Yalom, I.D. (1996). *Theorie und Praxis der Gruppentherapie.* 11. Aufl., Stuttgart 2012: Klett-Cotta.
Zaudig, M. (2013). Die Zwangsstörung – Aktuelles zur Diagnostik und Therapie. Ärztliche Psychotherapie 8, 5–12.
Zaudig, M. & Janssen, P.L. (2006). Zwangsstörungen und die anankastische Persönlichkeitsstörung. In: Janssen, P.L., Joraschky, P. & Tress, W. (Hrsg.), *Leitfaden Psychosomatische Medizin und Psychotherapie*, 2. Aufl., Köln: Deutscher Ärzteverlag, S. 402–413.

Personenregister

Sachregister

Der Autor

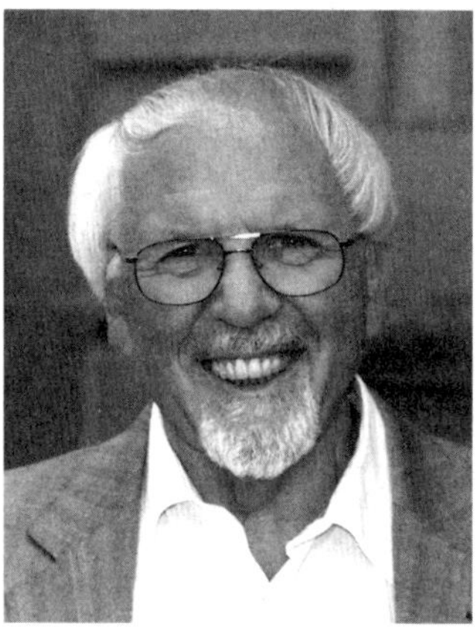

Hermann Lang, Prof. Dr. med. und Dr. phil., war Lehrstuhlinhaber des Instituts für Psychotherapie und medizinische Psychologie an der Universität Würzburg und von der Ausbildung her Psychiater, Psychoanalytiker und Facharzt für psychosomatische Medizin und Psychotherapie. Er hat neben Medizin und Psychologie auch Philosophie studiert, in Heidelberg und Paris, unter anderem bei Gadamer, Ricœur und Lacan. Seine Tätigkeitsfelder waren neben Zwangsstörungen vor allem Angst- und depressive Erkrankungen, Persönlichkeitsstörungen, Psychosen, Medizinische Psychologie und psychosomatische Syndrome sowie Wirkfaktoren der Psychotherapie. Er starb am 31. Dezember 2019 in Würzburg.